痛症按摩拉筋全書

수술 없이 통증 잡는 법

從偏頭痛、腰背痛
手腕麻到低頭族症候群
114個改善不良生活習慣造成之疼痛自療法。

羅永武—著

袁育媗—譯

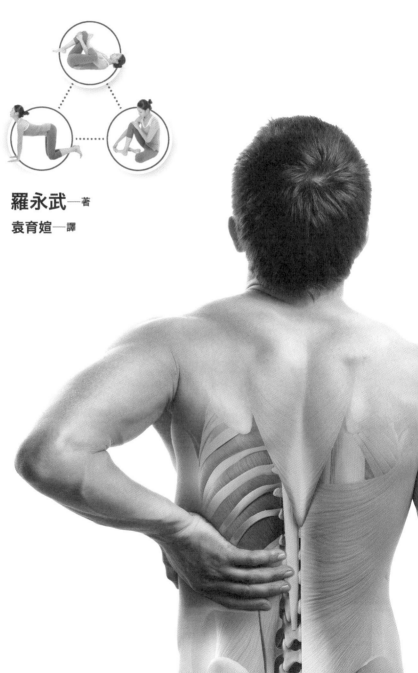

疼痛，是生病的警訊

　　疼痛，是每個人都曾經歷的症狀，雖然我們不喜歡「痛」的感覺，但它的作用是一體兩面的。首先，它折磨我們的身體，讓我們感到痛苦，影響日常生活作息使我們情緒低落。然而，它也有好的一面。因為疼痛，我們「被迫」停下休息，以避免病情惡化。換言之，只要正視疼痛，並在發生疼痛時積極處理，就能預防更嚴重的疾病，活得更健康快樂。

◆找出疼痛的原因，是改善「痛症」的不二法門

　　疼痛，是因為身體組織受傷或病變，所造成的生理反應。其中，肌肉、骨骼、神經系統等部位的疼痛，更屬於容易被我們忽略的「慢性痛症」。所謂的慢性痛症，是一種非急性且持續的疼痛，雖然會影響生活，但因沒有立即的性命危險，並在找不出疼痛病因的情況下，我們往往選擇「忍痛」忽略，或「吃止痛藥」短暫紓緩。

　　然而，「忍痛」或「吃止痛藥」並無法解決疼痛的肇因，反而會讓身體「某一處」持續惡化，甚至最後演變成重大疾病。例如：當我們膝蓋不小心撞上台階而瘀青疼痛時，會立刻進行治療，這是因為我們知道疼痛的肇因，因此可以快速處理。反之，如果沒有立刻處理疼痛瘀青處，瘀青的地方便會慢慢擴大，甚至危害肌肉組織，造成病變。

　　當組織開始出現病變，只要施加一點點衝擊就會讓身體瞬間崩壞；不僅如此，若被忽略的疼痛起初是程度1左右的輕微疼痛，漸漸嚴重起來就會變成程度10的劇烈疼痛；這就和每天氣溫降下1度身體適應而

不自知，突然降下10度才有感覺的道理一樣。換句話說，慢性疼痛只會讓我們的身體越來越痛，且加重病情，影響痊癒的成功率。就我診療過無數患者的經驗，這類案例不勝枚舉。

◆鍛鍊基礎體力，可降低受傷、疼痛的風險

現代人因為久坐打電腦、長期開車、埋頭滑手機、操勞做家事等原因，使身體疲勞不堪；相形之下，我們的運動時間嚴重不足，有時，好不容易跨出運動的第一步，卻因為肌力不足，全身疼痛不已，索性放棄運動。長久下來，肌肉緊繃、關節僵硬、韌帶鬆弛，肌腱和軟骨承受壓力的能力也不足，因而只要受到一點衝擊，便會受傷、疼痛。而當身體感到疼痛時，我們不僅難以從事運動，肌肉的收縮能力也會下降，最後導致體力變差，當體力變差時，只要稍微活動一下就會感到全身疲勞，身體又繼續受損，成為無可避免的惡性循環。

本書介紹日常生活中，身體部位常見的各種痛症，並提出改善方法。此外，也將進一步教導各位，如何利用運動、按摩、拉筋提升體力，減少疼痛的發生。最後，感謝辛苦出版本書的出版社，以及正在閱讀的讀者們，願我們一同減輕疼痛，迎向更健康、快樂的人生。

韓國國家代表隊主治醫師

羅永武

「按摩拉筋」解痛症

　　這是一本好書，我迫不及地看完它。韓國運動醫學的專科醫師、國家代表隊的主治醫師羅永武所寫的《痛症按摩拉筋全書》，分析了60個日常痛症原因，並提供簡易的改善方法，和我之前提出的「痠痛5大原因」，以及自我療癒的「放鬆‧按摩‧伸展‧強化」4大方法，幾乎不謀而合，但又更完整、更詳細，深獲我心。

　　肌肉骨骼神經系統引起的各種痛症，雖然不是什麼重症，但卻會大大影響著我們每天的生活品質。任何一個部位的痛症，可能來自於肌肉、肌腱、韌帶、關節、滑囊、軟骨、骨頭或神經，甚至是血管、臟器等，其原因可能是姿勢、體態問題；可能是訓練錯誤，也可能是肌肉僵硬等問題。

　　而此狀況，即便是有解剖學、生理學、運動力學等紮實經驗背景的醫療人員，都不容易分析、區辨，再提出適切的解決方法，更何況是一般人。因此，很多慢性疼痛症候群的受害者，本身卻也是加害者，因為沒有分析判斷出原因，自然不懂得自我改善、避免，只要原因還在，疼痛當然一直不會好；羅醫師的分析，就是很好的指引。

　　我們知道，運動是養生健身很好的方法，也是治療痠痛的根本療法，我寫的書《運動治痠痛》，很多朋友調侃說他們卻是「運動致痠痛」。若想要享受運動的好處與樂趣，而不要遭受運動的傷害與困擾，羅永武醫師也提出了棒球、足球、籃球、羽球、慢跑、重訓、自行車、高爾夫球等12種常見的傷害部位與預防方法，對喜愛特定運動的人而

言，也十分實用。

　　本書不只是理論式的分析、解說，更提出簡易的疼痛自療法，除了重點肌肉的按摩拉筋方法外，更設計114個提升肌力的自我運動療法，還運用棍子、滾筒、彈力帶、抗力球等，讓運動更多元、更有趣、更喜歡做。雖然字數多了些，但整體而言，十分值得細細閱讀。

　　現代科技改變了傳統生活與工作型態，它帶來了方便與效率，但也同時造成一些健康的隱憂，就如電子書雖然方便攜帶與閱讀，但就恐引起「3C疼痛症候群」。而我個人一直覺得，紙本書比電子書來得有溫度、有感覺，加上衷心樂見出版業出版好書的立場，只要有好書，有益身心的好書，我們大家就一起來看、來買、來支持！

亞洲物理治療聯盟理事長

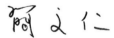

【前言】疼痛，是生病的警訊............02

【推薦序】「按摩拉筋」解痛症............04

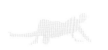

Part 1

疼痛是身體發出的求救訊號，不可輕忽

60個日常疼痛症狀 與改善方法

● 【導言】保護身體的發炎與疼痛

• 疼痛，應該忍耐嗎？............13

• 如何區分急性疼痛和慢性疼痛？............15

• 疼痛，到底要不要看醫生？............17

＋專欄❶ 何謂「機能性疼痛」？

• 如何分辨「神經痛」和「神經性疼痛」？......22

• 用手指輕壓就會痛？小心「按壓痛」作祟......25

• 單側手腳發麻、疼痛？小心脊椎側彎............26

• 運動後，全身痠痛正常嗎？............28

• 瑜伽練過頭，可能導致組織沾粘受傷............30

• 透過運動，改善「慢性疼痛」的憂鬱情緒............32

• 身體好痠痛，是什麼原因？............33

• 為什麼活動身體時，會發出的聲響？............35

＋專欄❷ 用堅強的意志力戰勝痛症

• 個性吹毛求疵、工作狂，也是疼痛的肇因......40

• 長年偏頭痛，但身體檢查卻沒問題？............41

• 低頭時頭痛、手臂痠麻，竟是椎間盤突出？.....43

• 脖子後仰就會痛？骨刺和趴睡所致............46

• 轉頭時發出「喀」的聲響，且疼痛不已？.......48

• 胸口出現戳痛感，是心臟問題嗎？............50

• 我沒有提重物，為什麼肩膀這麼痛？............51

• 手臂嚴重痠痛，無法高舉？............53

• 不是五十肩，但肩膀劇痛腫脹？............57

• 肩膀軟骨破裂？肌肉失衡所致............59

• 背部痠痛幾乎都是「肌肉痛」所引起............61

• 側腹部疼痛？姿勢不良的後遺症............64

• 腰部疼痛的成因眾多，久坐、久站都是主因.....65

• 彎腰時下肢麻痛？恐與椎間盤突出有關............68

• 年紀輕輕就腰痛？「椎間盤退化」所致............72

• 搬重物閃到腰？恐椎間盤破裂............74

• 側彎腰時會痛？小面關節發生問題............76

• 運動時雙腳發麻？恐為脊椎狹窄症............78

• 脊椎有裂痕？當心解離症和滑脫症............80

• 前臂僵硬且發麻？肌肉過度緊繃所致............84

• 手肘痛麻？多為網球肘或高爾夫球肘 ………… 86

• 手腕痠痛難出力？因為肌腱發炎了 ………… 88

• 手指腫脹僵硬？即俗稱的「扳機指」 ………… 90

• 指關節腫脹變形，就是類風濕性關節炎？……… 92

• 臀部痠、痛、麻？因坐骨神經受壓迫 ………… 95

• 骨盆發出聲音？肌肉摩擦或碰撞所致 ………… 99

• 移動骨盆就會痛？因為薦髂關節錯位了 ……… 102

• 坐著時尾椎疼痛？因尾椎前彎受壓迫 ………… 104

• 盤腿時雙腳麻痛？肌肉過度伸展所致 ………… 106

• 骨盆好像快斷了？其實問題在「脊椎」 ……… 108

• 大腿痠痛？別讓肌肉負荷過重 ………… 110

• 運動後臀部疼痛？小心滑囊發炎 ………… 112

• 長年關節炎？成因多是軟骨骨折 ………… 113

• 膝蓋前側疼痛？髕骨肌腱發炎所致 ………… 115

➕專欄③ 淺談退化性關節炎

• 穿高跟鞋扭傷，疼痛不止？
　表示韌帶已被撕裂損傷 ………… 120

• 登山、運動時，膝蓋扭傷腫痛，疼痛不止？
　半月板錯位、破裂所致 ………… 122

➕專欄① 認識滑囊炎

• 膝蓋外側疼痛？因髂脛束摩擦所致 ………… 126

• 小腿後側痠痛？當心阿基里斯腱發炎 ………… 128

• 扭到腳踝，腫脹疼痛不止？ ………… 131

• 腳底痛和腳跟痛？
　足底筋膜或阿基里斯腱發炎 ………… 135

• 拇趾外翻且變粗？恐關節囊發炎所致 ………… 138

• 腳趾發麻？多與神經與肌腱變粗有關 ………… 140

• 下巴疼痛或僵硬？咀嚼肌疲勞所致 ………… 141

• 全身痠痛，苦不堪言？其實是「肌肉痛」… 142

• 關節疼痛？與韌帶、肌腱和肌肉痛有關 ………… 152

• 不良體態，是導致身體疼痛的主因 ………… 155

⋮⋮⋮ *Part 2*

瞭解各種運動屬性，即能有效避免受傷

12個常見運動傷害
與預防方法

● 【導言】運動過度，有害健康

足球	提升基礎體力，預防腳踝扭傷 ………… 167
馬拉松	沉迷於跑者愉悅，而忽略身體損傷 ·· 170
重訓	勿操之過急，請在10%體重內進行 · 174
自行車	小心扭傷與擦傷，以及婦女病 ……… 179
籃球	多肢體碰撞，留意急性肌肉損傷…… 182
高爾夫球	避免傷害累積，淪為慢性痛症 …… 184
棒球	投手需注意肩傷， 打者則需留心腰傷 ……………… 189
游泳	可提高心肺能力，留意肩傷背痛 …… 191
羽球	需快速移動，留心手肘與膝蓋受傷 · 192
足排球	強度適中的運動，需留意足部傷害·· 194
滑雪	強化肢體協調性，避免膝蓋拉傷 …… 195
溜冰	留意、骨盆、腳踝等下肢疼痛勞損·· 196

⋮⋮⋮ *Part 3*

不必動手術，在家就能改善疼痛症狀

114個提升肌力和
柔軟度的疼痛自療法

● 【導言】保持正確體態，就能免於疼痛

| 脊椎 | 身體的支柱，排列正常最重要 ……… 201 |

【預防脊椎側彎的運動療法】

| 脊椎肌肉 | 維持體態平衡，
堅固有力才健康 ……………………… 204 |

【強化脊椎肌肉的運動療法】
【強化肩胛骨的運動療法】
【強化肩關節的運動療法】
【強化骨盆與髖關節的運動療法】

| 肌肉 | 用進廢退，越不用越脆弱…………… 226 |
| 核心肌群 | 保護腹腔臟器並支撐脊椎 ………… 228 |

【強化核心的運動療法】

| 橫膈膜 | 吸吐順暢，有助活絡肌肉細胞 …… 233 |
| 肩胛骨 | 上半身的中軸，需積極強化………… 234 |

【強化肩胛骨的運動療法】
【強化肩膀旋轉肌的運動療法】

| 寬髖節 | 提升柔軟度，降低不良坐姿的傷害·· 238 |

【提升骨盆柔軟度的伸展運動】
【強化髖關節小肌群的運動療法】

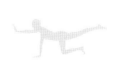

膝蓋 肌肉強健，就能遠離關節炎··········241

【強化股四頭肌的伸展運動】

【大腿後肌強化運動】

腳踝 強化肌力與穩定度，預防韌帶受傷··246

【提升腳踝穩定度】

• 動態伸展，比靜態伸展更安全··········250

• 提升柔軟度，降低意外受傷的機率··········251

• 走路，是最好的運動··········253

• 掌握身體力學，
  維持正確的腰椎與骨盆律動··········254

【預防脊椎彎曲、傾斜】

• 肩胛骨周圍肌肉僵硬，
  「肩胛骨與肱骨律動」就會不佳··········257

【紓緩肩胛骨的運動】

• 運動，可矯正O型腿和X型腿··········262

• 功能性扁平足，是後天不良習慣所致··········263

• 透過「平衡運動」，維持身體最佳狀態··········268

• 善用大肌肉，輕鬆遠離疼痛··········269

• 20個緩解肌肉疼痛的放鬆運動··········272

• 42個改善疼痛的自癒按摩法··········277

• 25個消除疼痛的滾筒按摩與伸展··········288

• 28個預防疼痛的肌力強化運動··········295

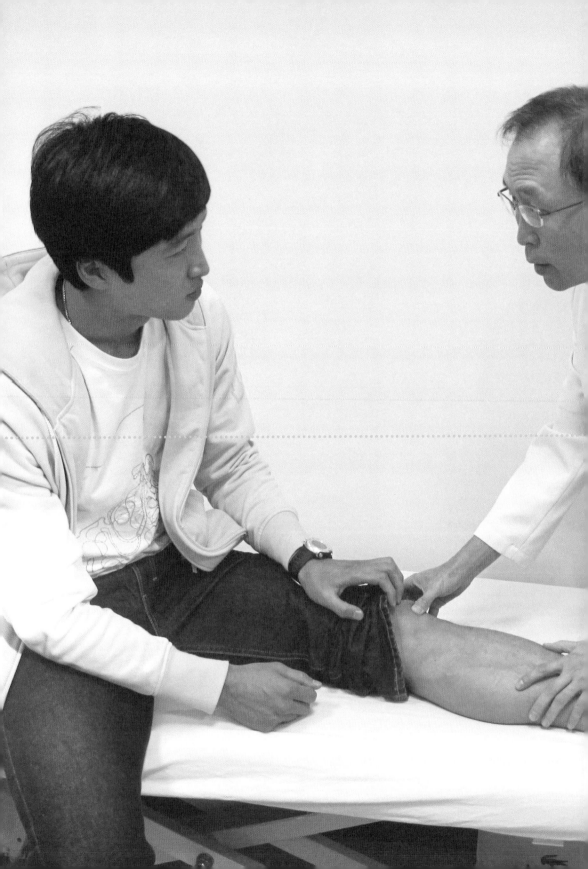

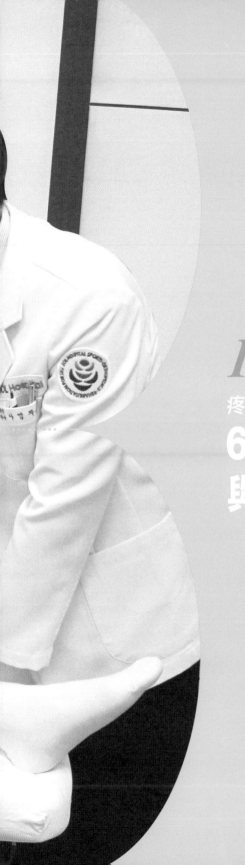

Part 1

疼痛是身體發出的求救訊號，不可輕忽

60個日常疼痛症狀
與改善方法

[導言]

保護身體的發炎和疼痛

人類大約從20歲開始老化。所謂老化，是指身體結構、功能的退化現象。當我們開始老化，即使是小小的傷，身體也會敏感地做出反應，導致發炎、疼痛，甚至嚴重疾病。一般而言，身體的神經肌肉和骨骼系統的痛症，通常是由發炎反應而來；至於疼痛發生的部位，則包含神經、肌肉、筋膜、關節、韌帶、肌腱、軟骨等。

我們會害怕發炎，卻習慣忽略疼痛，覺得「忍耐一下」就好。殊不知，「疼痛」正是身體「發炎」的表現。事實上，受傷、生病、發燒、冒冷汗等，都是身體受到刺激時的發炎反應，只是程度上的差異罷了。

◆發炎能殺死細菌，是治癒身體的方法之一

我們的身體是由細胞所組成。當受傷或生病時，細胞就會損傷或死亡，這就是發炎反應的開始。一旦細菌入侵，發炎反應能殺死細菌，也能修復受損的細胞；換言之，「發炎」是治癒身體的方法之一。**為了修復受損部位，身體會引發疼痛物質，讓我們因疼痛而不能隨意移動發炎部位，以達到修養目的，恢復身體健康。**然而，如果我們忽略疼痛仍持續活動，身體的發炎反應和疼痛便會反覆發作，損傷程度也會越加嚴重。

試想，如果我們感受不到「痛」的感覺，繼續頻繁地活動，體內的發炎症狀也就會越來越嚴重，甚至可能危急性命。因此，疼痛的作用，是提醒我們「身體必須休息和治療」的求救訊號，絕對不可輕忽。

疼痛，
應該忍耐嗎？

「年輕的時候，不管再怎麼運動、工作，都不會感到身體疲痛；隨著年紀增長，沒做什麼，卻開始覺得這裡也痛、那裡也痛。」許多年過40的患者，都異口同聲的這麼說；其實，我自己也不例外。

坐下後起身時覺得吃力、想要伸展筋骨便不自覺發出「啊」的聲音、早上起床時會感到腰部隱隱作痛……。為了健康，好不容易下定決心去登山，結果爬到一半膝蓋痛；開始慢跑，隔天起床腳底疼，最後變成這也不行做、那也不行做。難得去運動卻受了傷，紅腫、疼痛，受傷部位遲遲無法好轉，心情也跟著煩躁起來，身心備受煎熬。

以前稍微受個傷，很快就能痊癒，現在卻完全無法同日而語。不僅如此，現在稍微工作一下就覺得疲累，覺也睡不好，全身上下疼痛得要命……。你會發現，心理上明明還是個年輕人，身體卻老了；以往輕易就能做到的事，現在都變得十分吃力。許多人從40歲開始出現的疼痛症狀，卻等到50歲才驚覺健康已經惡化，決定設法挽救時，多半為時已晚，需要花更多的心力治療、身體必須受更多的痛苦。

正視疼痛，是預防疾病與老化的不二法門

我們的身體是比電腦還要厲害、先進、精密的自動化系統。當身體某個部位故障時，就會有另一個部位來幫忙；如果仍無法解決問題，便會再找其他部位幫忙，這樣不斷延展，直到找不到替代部位時，身體便

會開始生病。也就是說，**身體適應和忍耐至某個極限後，就會演變為病痛，令我們痛苦不堪。**

這就好比軍隊守衛著前線，當某個區域遭受攻擊而無力抵擋時，將導致前線失守，整軍徹底潰敗；同理可證，我們生病的原因，正是因為身體的某一個點開始崩壞，而我們卻不自知，直到身體多處不適，才驚覺我們已經生病了；而老化正是引發此現象的導火線。

雖然我們無法「避免老化」，卻可以「延緩老化」，預防病痛提早找上門。為此，正視「疼痛」就是預防疾病、老化的不二法門。

如何區分急性疼痛
和慢性疼痛？

40多歲的劉先生，從事家具行的搬運工作，某天他一如往常搬貨時，突然扭傷腰部；剛開始他並不覺得怎麼樣，但是突然間從腰部痛到骶骨，便立刻前來求診。

照了核磁共振攝影（MRI）發現，他的椎間盤不僅破裂且突出，還看到黑色的退化現象，表示椎間盤因為受傷，變得脆弱而破裂。當我告訴劉先生他有椎間盤退化性疾病時，他不可置信地說：「怎麼可能是退性化！」我想大概是因為腰部從未疼痛過，所以難以接受這個事實。

長期以來，劉先生都用他的體力和意志力強撐；或許他曾感到腰部隱隱作痛，但卻選擇忍耐；又因工作忙碌，忽略疼痛的前兆，錯失黃金治療時間，於是急性疾患最後演變成棘手的慢性疾患。

事實上，大部分的腰痛患者，多是急性和慢性疾患交互出現。然而，逐漸惡化的慢性痛症，很有可能因為突如其來的強力衝擊，而變為急性疾患，導致慢性疼痛急速惡化；原則上，一個正常健康的身體，突然發生急性疾患時，只要接受治療並仔細調養，幾乎能完全康復。

反之，當下若沒有處理急性疼痛，就有可能變為慢性疾患；慢性疾患非常容易因稍微受傷而急性化，病情就會急遽惡化且難以痊癒，成為身體的不定時炸彈。這也說明了為什麼年輕時受過的傷，等到年紀稍長後才會出現後遺症。

30出頭的吳小姐在化妝品公司上班，她穿著高跟鞋工作時，不慎扭傷腳踝，因此前來醫院就診。

照X光檢查，發現關節炎及慢性韌帶破裂，我問她：「以前有受過

傷嗎？」「國中的時候，下樓梯時曾經摔傷腳踝，而且摔得不輕。」當年她年紀小、體力好，肌肉組織也很柔軟，因此，即使腳踝負傷也能忍過去；但是現在的體力，已經沒辦法承受這樣的負荷。

慢性疼痛有如溫水煮青蛙，緩慢而長久，不可掉以輕心

所謂的急性痛症是指突發性的疼痛，當狀態輕微時，疼痛出現一下就消失了，嚴重時卻可能持續2、3個月。例如：進門時被夾到手的皮肉傷、扭到腳踝使韌帶撕裂、搬重物扭傷了腰、骨折、出車禍等，都屬於急性疼痛。而慢性痛症則是指持續3個月以上的疼痛狀態，它可能是急性疼痛未治癒所留下的後遺症，或者像肌腱炎一樣因經常活動或運動所導致的外傷，使肌腱持續或重複發炎所致。

急性痛症會引發劇烈疼痛，所以患者會積極地接受治療，相對就能早日康復；然而，慢性痛症是持續且緩慢的，患者通常疏於治療，因此症狀往往無法徹底根治。而慢性疼痛最痛苦的，不僅只生理上的不適，而是心理的折磨。急性疼痛只要妥善治療，就可以在短時間內從痛苦中解脫；但慢性疼痛對於患者而言，似乎永遠沒有康復的希望，更甚者，如果狀況時好時壞，患者會開始不安，失去自信並感到焦慮，影響治療的成果。舉例而言，慢性疼痛就像每天氣溫降低1度，雖然1天內感受不到變化，但是1個月後就會知道降低30度的可怕。

慢性疼痛經常在我們不注意時找上門，病情也可能惡化到非常嚴重的程度，而不自知，因此千萬不能輕忽。換言之，即使是小小的疼痛也要多加注意，並且努力找出原因加以解決，才是預防疾病的最佳方法。

疼痛，
到底要不要看醫生？

我曾經診療過不少，令我感到錯愕或訝異的案例。

幾乎全身是病，仍堅持耕田工作的老農

曾經有位七旬老翁牽著女兒的手前來求診，從他被曬得黝黑的臉龐、紋路深陷的皺紋、粗糙的雙手，看得出種田人的辛勞。雖然腰痛的問題困擾他許久，卻因為害怕上醫院而遲遲不肯就醫，這次是女兒半強迫式地帶他來。

然而，檢查結果簡直令人不敢置信。脊椎關節炎、椎管狹隘、肌肉肥大、脊椎側彎、關節硬化、椎間盤間隔窄化、神經輸送壓迫……等，身體狀況十分嚴重。

我問他：「老伯，您為什麼要忍著不看醫生？」

「因為要工作，沒時間上醫院。」

我勸他：「以您現在這個狀態得充分休息，不能再工作了。」

「但是，總不能遊手好閒，我得繼續耕田啊！這是農人的宿命。」

看著老伯為了養兒育女忍著痛楚，默默耕田的樣子實在叫人心疼。而我也茫然了許久，不知道該用什麼方式治療才好。

肌肉裂傷5公分，仍堅持上場比賽的足球迷

40歲的裴先生是一間餐廳的老闆，也是個足球迷。每天早上他都會去村子裡的晨間足球社團踢足球，每個月也有1、2次到外地比賽的機會。除此之外，他也是南韓足球聯賽、英格蘭超級足球聯賽、西班牙甲級足球聯賽的忠實球迷。

如此一位對足球狂熱的人，有一天因小腿疼痛不已前來就醫。透過超音波檢查，發現他的小腿肌肉有裂傷；我繼續仔細檢查，又發現肌肉曾裂開過的舊傷。原來他以前也曾經有類似症狀，只是當疼痛稍微減輕後，他又立刻上場踢球。

裴先生聽完診斷結果，說了句令我哭笑不得的話：

「院長，下個星期在外縣市有個足球比賽，請您一定要治好我的傷。」

肌肉裂傷將近5公分，是非常大的傷口……遇到這樣的患者，真叫我十分頭疼。

超過3天的疼痛，就必須多加留意

東方人比較善於忍痛，可能是體質關係，也或許是從前經濟蕭條，大家忙著賺錢餬口，沒時間也沒錢上醫院，所以逐漸習慣忍耐。

不怕痛到什麼程度呢？除了不怕打針，連「震波」這種痛苦療法也能忍受，因為篤信「痛才會好」，所以怎樣都會忍住。相形之下，西方人做起來就氣喘吁吁、哀號連連。

　　原則上，如果疼痛在2、3天內就消失，那麼多少可以忽略，畢竟身體有自我修復的能力；然而，若痛楚超過3天，就必須留意小心。因為疼痛是從發炎而來，代表身體某個組織已經發炎。若是2、3天內就消失的疼痛，我們可以暫時視為輕微發炎已獲得痊癒；然而，當類似部位又發生疼痛時，就必須接受檢查，確認是否有更嚴重的問題。

　　此外，現代人還有個共同健康問題，就是生活過於忙碌而沒時間前往醫院，以及輕忽自己的健康而忽略疼痛。平日受不了輕微疼痛的人，會為了改善疼痛而持續努力；反觀那些自認身強體壯的人，往往因為忽略輕微痛症，而導致病情惡化。

+ 專欄 ❶ 何謂「機能性疼痛」？

　　我當實習醫師與住院醫師的那段生活，只能用「無止盡的痛苦」形容。我幾乎每天待在醫院，不能回家，必須處理超出負荷的工作量，並忍受睡眠不足的疲憊。尤其，住院醫師第一年時特別辛苦，每天清晨4點起床準備巡房，探視病人並在醫院裡到處奔波；工作結束後上床睡覺已經是半夜2點。工作時間將近22個小時，因為睡眠嚴重不足，連在廁所或電梯裡都可以打瞌睡。此外，我的精神狀態也非常緊繃，因為不知道什麼時候會呼叫到自己，所以必須24小時隨時待命。我吃飯的速度快如閃電，不到1分鐘就可以解決。

　　當我快要結束住院醫師訓練時，雖然沒有特別受什麼傷，卻總覺得身體十分沉重。只要提東西就覺得費力且疲勞；按壓手臂、腿、肩膀、腰部等肌肉，也覺得疼痛，甚至提重物就會肌肉痠痛。

　　不僅如此，我還出了車禍，相撞後我的心情還來不及鎮定下來，2、3個小時後，就必須重回崗位繼續工作。當時我的脖子非常痠痛，直到現在脖子附近的肌肉仍很粗大，只要過度活動，脖子就會疼痛。

　　後來我接受12週的軍醫訓練，日子也很難熬。我不但得了重感冒，而且全身上下每個地方都痛。我想這是因為當初體力已經處於極度衰弱的狀態，暗示身體沒辦法再繼續承受如此辛苦的訓練。其實，這樣的情形，就是所謂的「機能性疼痛」。

◆「機能性疼痛」容易演變成慢性痛症，不可不慎

　　一般而言，當活動或用力時不會感到痛，但稍微施力按壓卻會感到痛時，便有可能罹患「機能性疼痛」。換言之，「機能性疼痛」是潛

在的痛症，尤其當我們肌力、柔軟度、耐力下降或不足時，就非常容易因一點碰撞、壓力而引發疼痛。

例如，若我們的小腿肌力不足，平日正常走路時可能沒什麼大礙；然而，一旦長時間走路或爬樓梯等，施加過多壓力給小腿肌肉時，便會引起痠痛疲勞感。這是因為小腿肌肉脆弱，不足以負荷外來的重大壓力，導致其疲勞不堪；而疲勞的肌肉會藉由「酸化」製造痛症物質，告訴我們的身體，它無法負荷了。

不僅如此，脆弱的肌肉也無法有效保護關節，因而造成活動時關節的負擔，也可能引發疼痛。由此可見，機能性疼痛容易引發一連串損傷和疾患，不可輕忽。

◆平日自我檢查，並養成運動的習慣

為此，建議大家平日養成自我檢查的習慣，例如：按壓肌肉時會不會痛？疲勞過後是否感到疼痛？是否缺乏訓練，導致肌力不足？按摩關節或肌腱時會不會痛？

平日做好健康管理，並養成按摩、做伸展運動和肌力訓練的習慣，就能預防機能性疼痛的產生。

其中，養成運動習慣，更是重要。因為，運動能促進血液循環。一旦血液循環順暢，養分就能充分運送至全身，順利將疲勞物質排出體外，使我們身體更健康，遠離疼痛。

如何分辨「神經痛」和「神經性疼痛」？

　　曾經有位40多歲的女性患者前來求診：「我被其他醫師診斷為『神經性疼痛』，請您幫我治療我的『神經』。」這位患者來找我之前，已經在其他醫院做檢查，雖沒發現特別的異狀，但患者卻一直喊疼，因此醫師將她診斷為「神經性疼痛」。

　　事實上，「神經痛」和「神經性疼痛」是不一樣的。

神經痛是指神經系統受刺激；神經性疼痛則為心理因素

　　所謂神經，是指腦、脊髓和末梢神經，又可細分為運動神經、感覺神經和自律神經。

　　腦和脊髓是神經的集合；而運動神經分佈在肌肉上，使我們得以活動；感覺神經則可感受痛、冷、熱和壓力等。因此，當運動神經出問題，便會使肌肉無法施力、麻痺；我們會感到疼痛，就是因為感覺神經出了問題。上述的症狀，就是「神經痛」。

　　至於**神經性疼痛**，多半和精神和心理層面有關；例如：壓力大而頭痛、肩膀肌肉緊繃而痠痛等。此外，罹患憂鬱症、個性過於吹毛求疵、容易因小事抓狂的人，都可能因神經性疼痛而產生不適。

　　而本書主要探討的疼痛症狀，屬於神經痛。當神經受到壓迫、變鬆弛，或被某個組織包覆時，就會因刺激而發炎，進而演變為疼痛。例如：腰部椎間盤突出壓迫神經，造成腰部疼痛；腕隧道（由腕骨與韌帶

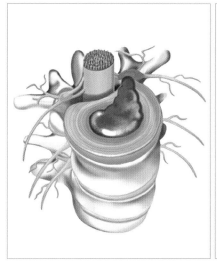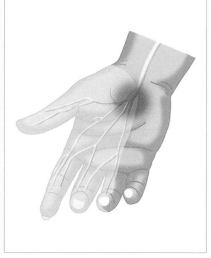

圖1-1：（左圖）腰椎間盤突出壓迫神經；（右圖）手腕神經受壓迫，導致腕隧道症候群。

所圍成的部位）中的神經，因傷口或肌肉等硬化組織包覆壓迫，所導致
疼痛的「腕隧道症候群」；神經被包覆而無法伸展時，神經就會硬化並
產生疼痛。（圖1-1）

神經痛不可等閒視之，必須積極治療

　　一般而言，神經被壓迫時，會產生延伸性或麻木的刺痛感；神經被
包覆時，則會出現痠痛與麻痺的現象。我們可以藉由不適的症狀進行判
斷，盡快就醫。

　　此外，現在我們經常聽見的「自律神經失調」，也屬於神經痛的範
疇之一。

　　自律神經是連結我們身體與心臟的神經。例如，緊張時心跳加速、

看到美食流口水，都屬於自律神經的運作範疇。一般認為，自律神經失調是迴路異常所致。雖然還無法找出確切的病因，但若是胸椎部位的交感神經受傷、手腕和小腿等發生骨折或嚴重的外傷等，都有可能產生原因不明的神經疼痛；這又叫做「複雜性局部疼痛症候群」。因交感神經不斷運作而造成疼痛、腫脹、僵硬、膚色改變等症狀，患者經常感到火燒與灼熱的疼痛。

　　此外，臨床上常見的「轉移痛」，也是神經痛的一種。所謂的「轉移痛」，是指疼痛部位並非問題發源處，而是某個部位有問題，卻在另一個部位感到疼痛。例如，有時心臟出問題，卻是背部或肩膀感到疼痛。而其他常見的轉移痛，則包括：

· 腰椎間盤壓迫到腰部神經，腿部卻感到抽筋疼痛。
· 頸椎、頸部肌肉或上斜方肌受傷，卻造成頭痛。
· 頸椎或肩胛骨肌肉有問題，卻造成肩膀痠痛。
· 頸椎或手臂肌肉受傷，卻轉移到手肘痛。
· 背脊受傷，卻轉移到胸痛。
· 腰椎或腰部肌肉受傷，卻轉移到骶骨痛。
· 骶骨或臀部肌肉受傷，卻導致胯部疼痛。
· 腰或骶骨受傷，卻導致大腿痛。
· 大腿外側肌肉受傷，卻導致膝蓋疼痛。

　　因此，當你發現治療疼痛部位，卻遲遲無明顯改善時，就要開始當心是否為神經問題的「轉移痛」，進一步接受更深入的檢查，找出痛源。

用手指輕壓就會痛？
小心「按壓痛」作祟

在我診斷過30歲以上的患者中，許多人有「按壓痛」的問題。正常的情況下，手指按壓肌肉時應感到舒服，而非痛；**平常不覺得痛，但用手指按壓卻會痛，這就是按壓痛**，表示肌肉組織出問題，激發潛在疼痛點。

或許你會覺得，只有按壓時會痛，活動時不會痛，應該沒什麼大礙吧？事實上，按壓痛是肌肉組織發炎的初期症狀，若置之不理，一旦病情惡化，就會一發不可收拾。因此，如果用手指頭按壓時感到疼痛，就算程度輕微，也要視為「有問題」，積極處理。

以手指或其他輔助工具按摩，再進行簡易伸展

按壓痛的原因很多；一般而言，若是緊繃型的按壓痛，只要稍微按摩，就能得以紓緩；接著，再進行簡單的伸展，疲勞感很能快速消除。然而較棘手的狀況，是肌肉連結骨骼處的按壓痛。

這些地方大部分都以肌腱的型態黏在骨骼上，例如：網球肘、高爾夫球肘等手肘痛症，都是因為工作過量或過度使用手和手腕的運動，使得肌腱連結骨骼處發炎，引起疼痛。

為此，如果平常活動不痛，按壓時卻感到疼痛的部位，請養成以手指或其他輔助工具按摩的習慣，並進行簡易伸展，如此，就能掌握自己的疼痛狀態，預防小病痛變大麻煩。

單側手腳發麻、疼痛？
小心脊椎側彎

　　一位20幾歲的空姐，因為左半邊的手腳發麻、疼痛不堪前來求診。她說自己沒受過傷，卻一直感到疼痛，造成她生活與工作的諸多不便，她還描述「睡覺的時候，正躺特別難受，必須傾斜側躺才行」。經過診療和檢查，不出我所料，是脊椎和骨盆歪斜所致的疼痛，也是現代女性常見的痛症。

　　造成這種痛症的原因很多，絕大部分與姿勢不良有關。例如：翹腳、包包習慣揹在同一側、長期維持錯誤的坐姿或站姿等，都會讓身體歪斜。一旦身體歪斜，體重就會壓在該側，進而造成身體的負擔，而脊椎的肌肉也會繃在一起，變成某一側的肌肉粗大，引發疼痛（圖1-2）。

勉強往反方向伸展，可能造成脊椎更嚴重的傷害

　　為了解決這個問題，平日必須養成正確的姿勢。

　　各位可以藉由「將腰部盡量延伸拉高」、「像超人飛行般伸懶腰」等動作，改善現況。另外請特別注意，如果為了改善歪斜的脊椎和骨盆，努力做往反方向傾斜的動作，反而會讓脊椎多一個側彎角度，變成S形，造成身體兩側都疼痛的情形，請特別留意。

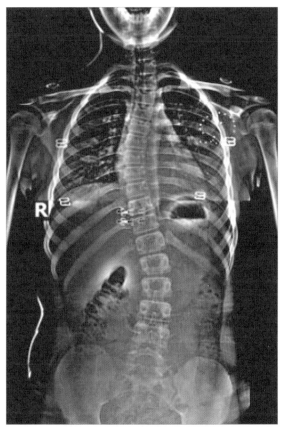

圖1-2：從X光照片可看出脊椎歪斜，可能進一步引發單
側手腳發麻、疼痛等症狀。

運動後，
全身痠痛正常嗎？

　　現代人每天為生活奔波，忙碌工作，經常抱怨沒時間運動；亦或如同補寫積欠的作業，一口氣長時間大量運動。雖然「不運動」有害健康，但「過度運動」也無益於健康。運動是好習慣，能為我們帶來健康和體態，但如果觀念錯誤，反而會因運動而破壞身體。

運動後24小時才痠痛，代表肌肉損傷

　　35歲的朴先生因腿部肌肉疼痛前來診治。他參加公司的運動大會，比完足球賽後腿開始痛。運動會當天並無大礙，隔天睡覺醒來卻感覺劇痛。朴先生因為工作型態和經常性出差，平日完全沒有運動習慣，這次運動會他仗著自己年輕力壯，讓身體超出應有的負荷量。**像他這樣平日不運動，卻突然讓肌肉大量活動，就會產生肌肉疼痛的問題，這又叫做延遲性肌肉痠痛。**一般人多認為這是理所當然的痠痛，事實不然。

　　運動時肌肉會收縮，而肌肉收縮又分為向心收縮和離心收縮。例如：當我們舉啞鈴再輕輕放下時，肱二頭肌的收縮就是離心收縮。雖然幾乎所有運動都包含向心收縮和離心收縮，但若讓肌肉反覆進行離心收縮的運動（如下坡跑、舉啞鈴）時，就容易產生延遲性肌肉痠痛。

　　遲發性肌肉痠痛並不是單純的疼痛，而是肌肉損傷，且通常在運動後24至48小時候出現。有些人認為，延遲性肌肉痠痛是因為疲勞物質乳酸堆積，因此繼續運動，使乳酸快速排除，有利消除疼痛；但其實這是

錯誤的，如此，反而會讓肌肉受到更嚴重的傷害。正確的作法，應該是好好休息，並進行輕微的肌肉按摩或物理治療。因為，突然過量運動不但會使肌肉受損，還可能傷害到韌帶、肌腱、關節等部位，絕不可輕忽。

此外，還有所謂的「運動上癮症」，也是一種常見的運動傷害。例如：「跑者的愉悅感」（runner's high）這語詞，是指在類似馬拉松等長時間運動後，所得到的快感。

人體中有個稱做腦內啡的成分，它能產生這種跑者的亢奮效果，讓我們感受到短暫的幸福，不僅如此，腦內啡可以減輕疼痛，因此身體無法察覺自己已經受傷，進而持續運動。待運動結束後，損傷的組織才會感到疼痛，這也屬於延遲性肌肉痠痛的一種。

運動的時間、強度、次數，應漸進增加

為此，平常不運動而突然要開始運動的人，可先從簡單的伸展或走路開始，而且時間要短、要慢，第2天再從事輕度的慢跑，第3天才是快跑。慢慢增加運動量，才能防止受傷並預防疼痛。

重量訓練也一樣，第1天舉5次啞鈴，第2天6次……以此類推，讓運動量漸進增加。運動時，慢慢地增加時間、強度、次數，才不會受傷。

而有運動上癮症的人，總是待疼痛非常嚴重時，才知道停止，此時損傷通常都已經非常嚴重，需要花更長的時間治療。如果你有這樣的問題，建議同時接受治療，才能將受傷與疼痛減至最低。

瑜伽練過頭，
可能導致組織沾粘受傷

　　一位快30歲的未婚女性，一拐一拐地前來求診。她表示，覺得自己身體很僵硬，於是聽從好友建議學瑜伽；而她也認為這是提升柔軟度的最佳運動。然而太過逞強而過度伸展的結果，使她的肌肉撕裂。事實上，像上述這位女性患者，做完瑜伽後肌肉撕裂或韌帶鬆弛、關節周圍疼痛而求診的人，其實並不少見。

沾黏的組織缺乏彈性，勉強伸展就會裂傷

　　所謂伸展，是拉長肌肉、肌腱、神經和關節。原則上，我們的組織具備某種程度的彈性。不僅肌肉有彈性，韌帶和肌腱也都有可延展的性質。然而，當我們過度伸展時，肌肉、肌腱、韌帶、關節等就會撕裂受傷，進而刺激神經引發疼痛。

　　事實上，臨床上很少遇見因太常做伸展運動而疼痛的患者；然而，**若你的肌肉緊繃，或肌肉、肌腱、韌帶和關節產生「沾黏」時，就會發生問題**。所謂的沾黏，是本來應該正常伸展的組織，卻硬梆梆地結成一塊。沾黏組織因缺乏彈性，因此，只要稍施加一點力量伸展，就很有可能使其被撕裂而受傷。

　　別以為只有一般人會有這樣的問題，其實專業運動選手的全身上下，也有許多沾黏組織。沾粘組織產生的原因，除了肌肉僵硬外，過度使用、同一部位重覆性地受傷等，都有可能是其成因。然而，若是在沾

黏狀態下立刻進行伸展，便會產生疼痛，加劇該組織的傷害。

先檢查身體，改善僵硬，放鬆後才能進行伸展

建議大家在做伸展運動前，務必檢查自己的身體，哪個部位特別僵硬、肌肉是否緊繃、關節是否僵硬等。可用手指或手臂輕輕按摩緊繃的肌肉，使其放鬆後再進行伸展。

此外，常見的錯誤伸展方法，就是伸展時施予反作用力。使用反作用力做伸展是非常危險的，因為有時可能因為突然過度伸展，力道拿捏不準施力過大，而造成組織撕裂。

原則上，伸展時若聽到「喀」一聲且感到疼痛時，其原因有二：（1）僵硬的組織互相碰撞的聲音；（2）若發出聲音時還伴隨著劇痛，那就是表示組織已被撕裂。**伸展時，絕對不會感到疼痛，如果會痛，就代表你已經受傷了**；伸展時，至多只能有微微的痠痛。此外，每次伸展時間請維持30至60秒內，因為少於30秒以內，組織反而可能會更僵硬；而伸展時速度也要放慢，太快也會受傷。

透過運動，
改善「慢性疼痛」的憂鬱情緒

　　長期飽受疼痛困擾的患者，看起來總是痛苦且抑鬱寡歡，這是因為當疼痛慢性化時，情緒也會受到影響；患者會開始變得不安，嚴重時可能導致憂鬱情緒，甚至演變成憂鬱症。

　　產生憂鬱情緒時，疼痛也會跟著惡化。患者對疼痛變得相當敏感，且注意力時刻集中在疼痛上；因為他們害怕疼痛會搞垮自己的身體，擔心再這樣下去可能永遠好不了。於是，**心理影響生理，情緒越憂鬱，疼痛就越劇**，就如同一個惡性循環，患者在心理上永遠無法擺脫疼痛。

運動是最佳處方箋，對於身心都有治癒力

　　若遇到上述這類患者，我都會開一張名為「運動」的處方箋，建議他們從輕度的伸展開始，再進階到走路等其他運動。

　　運動對人體最大的幫助，就是促進血液循環。血液循環順暢，可使疼痛的組織吸收充足養分並漸漸恢復健康。除此之外，運動還能安定情緒。事實上，科學上已經證實，運動不僅可以帶來生理健康，對心理健康也有幫助。

　　此外，運動可以強化身體的免疫力，提高治癒疼痛的機率。最重要的是，當我們面對疼痛時，千萬別放棄，必須積極透過運動克服它，才能徹底根治，戰勝疼痛。

身體好痠痛，
是什麼原因？

　　「這裡也痛！那裡也痛！卻老是說不清楚哪裡不舒服，不管怎麼休息都還是覺得疲累，偏偏去醫院檢查卻查不出原因」，這種症狀最常發生在總有做不完的家事和雜事的年長者身上。

　　首先，全身痠痛很有可能是「神經—肌肉—骨骼」的問題，包括常見的肌肉痠痛、肌肉緊繃、肌筋膜疼痛症候群、肌肉破裂、退化性關節炎、肌腱炎、肌腱破裂、軟骨損傷、軟骨盤破裂、軟骨軟化症、韌帶損傷、椎間盤突出、椎間盤破裂、脊椎狹窄症、肌腱周圍炎（腱鞘炎）、滑膜炎、類風濕性疾患、脊椎側彎、緊張性頭痛、末梢神經炎、纖維肌肉痛症等。有些人只有單一症狀，有些人則同時擁有兩項以上。

　　其中「纖維肌肉痛症」就是所謂的全身痠痛，好發於女性。病徵為按壓11個部位以上，都會感到疼痛，並且伴隨著疲勞、睡眠障礙、肌耐力降低、過敏性胃腸症狀，以及關節腫脹等現象。此病症原因不明，屬於類風濕性疾患的一種。

肌肉緊繃是造成身體不適的主因，切勿輕忽

　　其次，肌肉緊繃而產生的疼痛，多半會連帶出現痠痛、煩悶的感覺。此外，早上起床感到身體僵硬，也源自肌肉問題。肌肉緊繃時，不但會失去力氣，身體也容易感到緊張，常見的症狀包括：

❶ 手部過度使用，造成前臂肌肉僵硬且嚴重緊張，手指出現麻木現象。

❷肩胛骨周圍肌肉緊繃，連帶使手臂也感到麻木。

❸臀部肌肉緊繃時，腿部也會產生類似神經痛般的麻感。

　　另外，運動或從事較費力的活動時，如果發現肌肉腫脹，就要懷疑是否為肌肉破裂。若聽到肌肉發出「啪」的聲音且伴隨著急遽的疼痛並失去力氣時，極可能是肌肉嚴重破裂。

身體如同機器，少了一根螺絲就會故障

　　一旦肌肉緊繃，就會使我們的身體失去平衡，例如脊椎側彎與骨盆歪斜等。你會感到身體歪一邊且同一側的手腳和軀幹疼痛不已。因為脊椎是身體的支柱，當脊椎歪斜時，與之相連的肌肉也跟著被扭曲，因此無法正常施力且容易疲勞，扭在一起的肌肉也會變得更加緊繃、疼痛。

　　肌肉的延伸——肌腱，也是如此。肌腱被扭曲而受到過多壓力時，就會發炎疼痛。同理，關節錯位會讓與之相連的骨骼互相撞擊並引發關節疼痛；關節上的韌帶會因關節錯位而負擔過重，可能產生韌帶鬆弛或出現炎症反應與疼痛。

　　上述的疼痛反應，與機器掉了一根螺絲而破壞了整體銜接狀態，連帶使周邊構造跟著歪斜，最後導致整台機器故障的道理相同。疼痛，表示身體某一處的螺絲已經鬆脫，必須立刻「修復」，以防連鎖反應，徹底崩壞。

為什麼活動身體時，會發出聲響？

　　有些人活動身體時，會發生「喀」的聲音。我自己有時候轉動肩膀或扭腰時也會發出聲響。難道是老了嗎？事實上，我們活動身體時會發出聲音，是**因為僵硬的肌肉、沾黏的肌腱或硬化的韌帶相互碰撞所致**。

　　肌腱會因為長時間的發炎而產生沾黏；韌帶受傷後也會出現疤痕而硬化，當這些僵硬的組織互相碰撞在一起時，就會發出聲響。若多個組織互相摩擦而發炎，就會變得更厚、更硬；不僅如此，與骨骼相連的肌肉或肌腱部位，也會因此相互拉扯而發炎，產生沾黏而變得僵硬。

發出聲音即代表該部位狀況不佳，需進行紓緩

　　容易發出聲音的部位有後頸部（轉頭時發出聲音）和肩膀（圖1-3、1-4）；當抬腿或轉動腿部時，也會從骨盆發出碰撞聲；彎曲或伸直膝蓋、轉動腳踝、手腕或軀幹時，也經常會發出「喀」的一聲。

　　轉動身體時發出聲音，即代表該部位有潛在問題，嚴重的話還可能引發疼痛，這時代表發炎情形已經非常嚴重。此時，應該立刻進行紓緩；然而，也不可隨意對發出聲音或僵硬的部位進行伸展，可能會造成更嚴重的拉傷。

　　因此，我建議用手指輕輕按摩，紓緩該部位的肌肉僵硬，再進行伸展運動，便能獲得不錯的效果，同時預防運動傷害（圖1-5）。

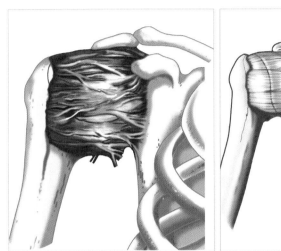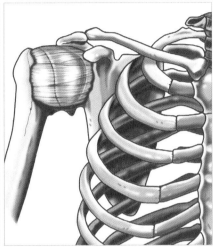

圖1-3：相較於右圖正常的肩膀，左圖有許多組織沾黏在一起而僵化，活動時，組織互相
　　　　碰撞，就會發出聲音。

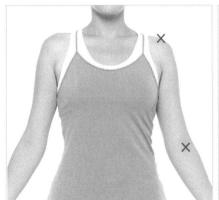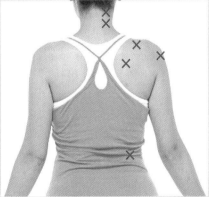

圖1-4：上圖紅色「X」處，是容易發出聲音的部位，多集中於關節處。

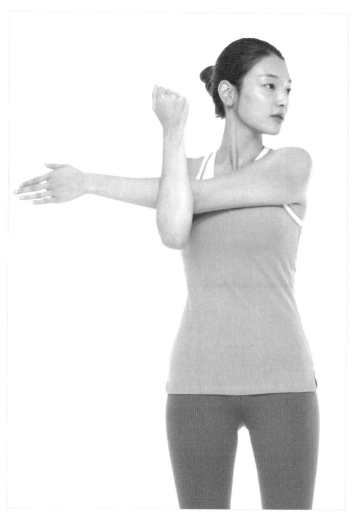

圖1-5：若經常感到肩頸痠痛者，建議平日請多做此運動，伸展肩膀肌肉。

用堅強的意志力戰勝痛症

　　我們的身體和心理，有著密不可分的關係：心理會影響生理，生理也會左右心理。因為當我們過度緊張的時，會分泌一種叫做「兒茶酚胺」的荷爾蒙，刺激交感神經作用，使得血管收縮、肌肉緊張；一旦緊張狀態長久持續，就會使肌肉緊繃，無法放鬆。

　　若我們在日常生活中過度緊張或充滿壓力，交感神經就會持續活躍，使得肌肉持續緊繃，久而久之，內臟也會受到影響，而出現高血壓或糖尿病等疾病。最終，心理壓力成為破壞我們健康的元兇。

　　另一方面，身體疲累或久病不癒而演變成慢性疼痛時，我們心理也會產生不安與憂鬱；嚴重的話還可能因為「害怕疼痛」的預期心理，陷入恐慌狀態。漸漸地，我們的心理變得脆弱，甚至可能出現精神方面的問題。尤其，憂鬱情緒出現時，疼痛的感受會更加劇烈，患者的性格也會變得敏感、注意力減弱、無法放鬆、神經質。換言之，**心理越脆弱，身體也會跟著更虛弱。**

　　為此，想要脫離生心理相互影響的惡性循環，就必須在急性期做好治療，避免淪為慢性化。此外，適度休息、勿過度操勞，也非常重要。

◆堅強的意志力和正面情緒，是治癒疼痛的良方

　　事實上，每個人都具備戰勝疼痛和疾病的能力，其中，最重要的是以堅強的意志和正面情緒去抵抗疼痛。例如：你週末嚴重腹瀉、腹痛，到了週一早上出門上班時，即使仍在拉肚子，腹痛的感覺卻會減輕不少，這是因為你的「決心」起了作用。因為你必須上班，心裡想著「無論如何都得克服腹痛」的決心，讓身體自我恢復，因而疼痛減

輕。因此，只要不過度輕忽或在意疼痛，並努力想辦法克服，就能改善疼痛，戰勝疾病。

◆疼痛是上天賜的禮物，讓我們知道身體發出異常訊號

有位因車禍住院的朴姓高中生，就是最好的例子。

我第一眼看到他時，他的模樣實在糟透了：臉色蒼白、瘦得皮包骨，而且沒辦法吃東西，連輪椅都坐不好。然而，原本預計至少6個月才能恢復健康的復健療程，他只花了短短不到2個月，就恢復到可以在醫院裡到處走動的程度。

因為這個學生擁有的正面態度，帶給他很大的力量。他是個性格開朗又活潑的孩子，還在坐輪椅復健的階段，就把自己當成電梯服務員，幫忙指引其他患者。他不怨天尤人，而是接受現實；他相信醫師，並積極配合各種治療，以上都是他快速復原的原因。

事實上，「疼痛」有好有壞。壞的是它會折磨我們的身體，甚至嚴重妨礙我們的社交生活；然而如果沒有疼痛，很多人或許無法活到現在。因為有疼痛，我們才會知道身體出狀況，以盡快尋求診斷和治療。我認為疼痛是「上天賜的禮物」，我們不該忽視它。總而言之，**不害怕疼痛且積極克服疼痛的態度，是提升治療效果的最大關鍵。**

個性吹毛求疵、工作狂，
也是疼痛的肇因

　　40多歲的家庭主婦劉小姐，是個非常吹毛求疵的人，家裡絕對不能有一點灰塵，所有東西都得擺得整整齊齊才行，近乎潔癖。因此劉小姐的生活總是一刻不得閒，不論洗衣服、打掃環境或內部裝潢，她一定要親自處理才放心。想當然爾，漸漸地，她全身莫名疼痛，且手麻、腰痠、肩膀痛，膝蓋疼，各種疼痛找上門，因此前來求診。

　　人類的體力是有限的，當我們工作或運動超過自己的體力限度時，身體就疲勞，進而損傷肌肉骨骼系統。

吹毛求疵的人易過度操勞，還會出現生活習慣病

　　尤其，吹毛求疵的個性會讓身體更緊張，甚至可能分泌壓力激素，造成身體的代謝異常，進而影響心臟、腎臟、胰臟等，出現心臟病、糖尿病、高血壓等生活習慣病。例如，像劉小姐這樣當東西沒有擺放整齊或環境不夠乾淨時，便會焦慮不安、感到壓力。當壓力產生時，身體的免疫力就會下降，因而提高罹患生活習慣病的機率。

　　誰不希望家中如同五星級飯店般，一塵不染、井然有序呢？但如果做得太過頭，就可能導致身體受損，如此，就得不償失了。如果你有上述問題，請徹底調整心態。因此，遇到像劉小姐這樣的患者，我會直接勸他們：「為了自己的健康，請務必減少工作量。」

長年偏頭痛，
但身體檢查卻沒問題？

　　有時我們因為頭痛而照電腦斷層攝影（CT）和核磁共振攝影（MRI），卻檢查不出個所以然。明明已經痛到受不了，檢驗結果居然毫無異常，真令人錯愕又難以理解。

　　我相信大家都有因生活壓力而頭痛的經驗。頸肩僵硬，頭痛的感覺從後頸部延伸至耳朵後方和臉頰一側；嚴重時，甚至會感到頭暈和噁心想吐。因為就像偏頭痛般單邊疼痛，因此誤以為是偏頭痛，相當擔憂。事實上，因為壓力所產生的頭痛，多半屬於「緊張型頭痛」。

　　當我們感到緊張或充滿壓力時，身體會分泌一種名為兒茶酚胺的壓力荷爾蒙，它會使血管收縮、肌肉緊張。**當這個狀況發生在頭皮肌肉時，便會誘發頭痛。**

　　其實，壓力荷爾蒙是用來保護我們免於受傷，多虧它，當我們遇到交通事故或危急狀況時，才能立即提高警覺；然而，當壓力反覆且持續存在時，壓力荷爾蒙反而會損害我們的身體。因為肌肉過度緊張會使肌肉緊縮、血管收縮，進而阻礙血液循環而使身體受損。

　　想要改善緊張型頭痛的最佳方法，就是盡量避免壓力，並養成不急躁，每次只解決一件事的習慣。雖然很難做到，但請先試著從「每次務必達成10個目標」的野心，改成「只要能達到6個目標就好」，慢慢調整自我心態。

　　此外，當頭痛發生時，也可以用手指按摩頭皮，若能同時加上紓緩頸部肌肉的按摩，效果更好（圖1-6）。只要按壓脖子和頭部交接的部位，就能減輕頭痛。下次頭痛時，也就不一定非得吃止痛藥了。

圖1-6：按摩頭皮與頸部肌肉，便能紓緩頭痛。

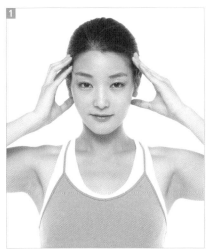

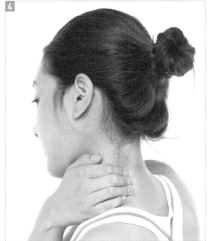

❶ 將拇指以外的4指合攏，輕輕按摩耳朵上方處。

❷ 用拇指和食指按壓後頸部，和後頭部的交接處。

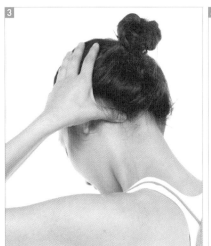

❸ 用拇指按壓頭部下方肌肉的突起處。

❹ 揉捏脖子和肩膀間僵硬的肌肉，並用指尖輕壓。

低頭時頭痛、手臂痠麻，
竟是頸椎間盤突出？

　　一位30多歲的女性因為頸部疼痛前來求診。她說除了脖子痛外，低頭時也會頭痛，有時連手臂都感覺痠麻。身為家庭主婦的她，送孩子上學後，就是守在電腦前，瀏覽演藝人員的八卦、逛網拍。然而，她有個壞習慣，就是看不清楚電腦螢幕時，會把脖子向前伸，做出「烏龜頭」的姿勢，於是疼痛就纏上她了。

　　照X光檢查後發現，她的第5與第6頸椎之間變得狹窄；照了核磁共振攝影（MRI）後，發現有頸椎間盤突出的情形。一旦頸椎間狹窄、頸椎間盤突出，就會導致頭痛。不僅如此，椎間盤突出還會壓迫到頸部、肩膀、手臂神經；當神經被壓迫時就會產生疼痛，嚴重時手臂還可能變得無力。

留意生活細節，隨時保持正確姿勢

　　所幸，頸椎間盤突出比腰椎間盤突出容易治療，只要改善姿勢就有50%的治癒機率。所謂正確的姿勢是將下巴壓低，從側面看起來，耳朵和肩膀呈一直線（圖1-7）。此外，次頁所列之生活細節也請各位特別留意，只要時刻保持正確姿勢，就可保護頸椎維持自然曲線，免於傷害。

❶市售的枕頭多偏高，建議將枕頭的棉花拿掉一半，讓脖子整個服貼於枕頭上（圖1-8）。

❷睡覺姿勢請盡量避免側睡或趴睡，以免造成頸椎歪斜。

❸洗臉、洗頭或刷牙時，最好能站直，不要低頭。

❹如果要長時間坐著打電腦，可選擇有頸枕的椅子，將頭部倚靠在上面。

❺電腦螢幕盡量選大尺寸，並把螢幕墊高，減少低頭機會。

❻因老花而看不清螢幕時，請使用老花眼鏡輔助，以維持正確姿勢。

❼開車時要坐正；搭公車打瞌睡時，避免讓頭往前傾，壓迫頸椎。

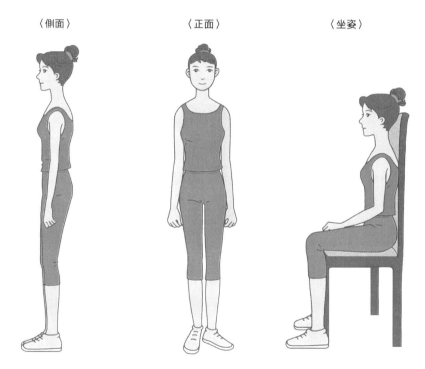

〈側面〉　　　〈正面〉　　　〈坐姿〉

圖1-7：調整正確姿勢，頸椎間盤突出就有50％的治癒機率。方法很簡單，小腹微收，將腰背向上挺直，不聳肩、收下巴。從側面看，耳朵和肩膀若呈一直線，就是正確的姿勢。

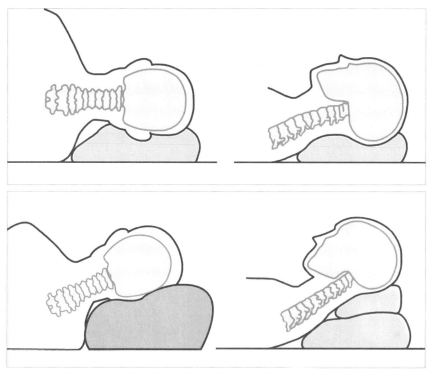

圖1-8：（上圖）正確的睡覺姿勢，頸椎呈自然水平直線；（下圖）不良的睡覺姿勢，使
　　　　頸椎過度傾斜，受到壓迫。

脖子後仰就會痛？
骨刺和趴睡所致

　　35歲左右的金先生是位汽車修理人員，他工作時需時常將脖子往後仰。某天工作時，只要頭往後仰，脖子就非常痛，有時還伴隨頭暈。照X光後發現，金先生的頸椎長了骨刺，它的疼痛是因為「脊椎關節炎」。

　　脖子往後仰所產生的疼痛，成因有二：一是肌肉緊縮，二是頸椎關節互相碰撞所致。脊椎後方的關節又稱為小面關節，當頭往後仰時，小面關節會受碰撞而發炎，進而導致關節骨頭開始增生；增生後的骨頭便會壓迫附近的組織，甚至往神經通路生長而壓迫到神經。

　　這位患者，是因為脖子往後仰而造成的，因此只要盡量避免做這個動作，或在工作時配戴護頸，就能紓緩疼痛。

習慣趴睡的人，會因歪頭而對關節造成壓力

　　李姓大學生因後頸部疼痛前來求診，他說只要轉頭或後仰就會感覺疼痛。經問診後發現，原來是錯誤的趴睡習慣，引發頸部疼痛。

　　我們的頸部有一條從頸部連接至鎖骨的肌肉 —— 胸鎖乳突肌（圖1-9）。胸鎖乳突肌的方向是斜的，而當我們趴睡時頭部會稍微歪斜，那是因為肌肉某邊變短而另一邊就會拉長的緣故。變短的肌肉讓脖子歪向該側，此側的脊椎關節因此互相碰撞，導致關節磨損。

　　因此建議有趴睡習慣的人，平時應輕輕按摩肌肉，讓肌肉舒展開，以防脖子產生疼痛，或疼痛繼續惡化（圖1-10）。

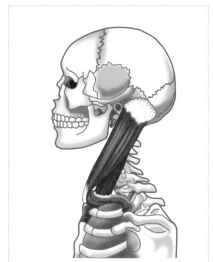
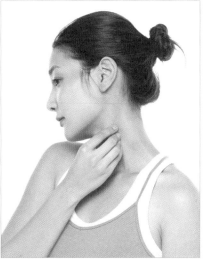

圖1-9：胸鎖乳突肌是眾多頸部肌肉中，最粗大的一條，負責頭頸各方向的運動。

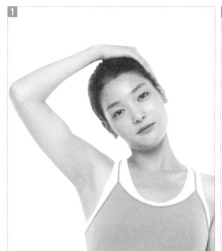
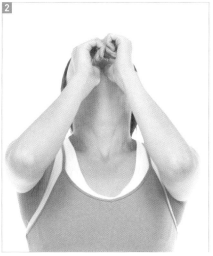

圖1-10：（右圖）簡易的頸部按摩與伸展。右手扶著左耳上方，慢慢推動頭部。每次20
秒，共做3次；（左圖）用兩手拇指將下巴向上推高。每次20秒，共做3次。

轉頭時發出「喀」的聲響，
且疼痛不已？

40多歲的楊先生是上班族，工作忙碌，頻繁的加班，有時甚至還會把工作帶回家做。某夜，他用完電腦後上床就寢，沒想到隔天早上起床轉了一下脖子，卻發出「喀」的一聲，並劇烈疼痛。

腰椎和頸椎上的韌帶非常多，其連在脊椎骨的前後，以及脊椎關節的每個環節上。其中，脊椎是最重要的骨骼，因此與之相連的韌帶非常多，而這些韌帶的作用就是負責穩定脊椎骨。

肌肉會扭傷，韌帶也會。所謂的韌帶扭傷，指的就是韌帶鬆弛或斷裂（圖1-11）。輕微的情況是韌帶鬆弛，嚴重時便是斷裂，而斷裂的瞬間會讓你痛到無法動彈。**頸椎與腰椎相同，皆是後方韌帶較多，所以低頭時產生疼痛，是最常見的症狀。**

當我們轉動脖子時，脊椎的關節也會跟著扭轉，與之相連的韌帶因受到壓力而使我們感到疼痛。一般而言，若是肌肉拉傷，2至3天後疼痛就會消除；然而韌帶受傷不但疼痛會超過1週，甚至還有麻煩的後遺症——韌帶癒合後會變粗，可能造成脊椎歪斜，或使關節發轉動時發出聲音。

肌肉拉傷時可用冰敷或輕輕按摩；也可以在沖澡時，用水柱按摩頸部肌肉。拉傷時，第1天請沖冰水，從第2天開始則可以使用熱水和冰水交替沖洗；如果你懷

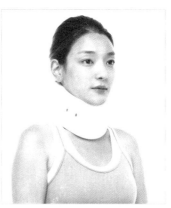

圖1-12：配戴護頸可保護脖子，避免晃動，帶來二次傷害。

疑是韌帶扭傷，建議冰敷2至3天，並服用幾天的消炎藥及配戴護頸，避免脖子移動（圖1-12）。

　　若疼痛紓緩，不妨慢慢轉動脖子，檢查復原狀況。韌帶拉傷和肌肉拉傷不同，前者容易出現許多後遺症，因此，請檢查頭部是否偏向某邊。

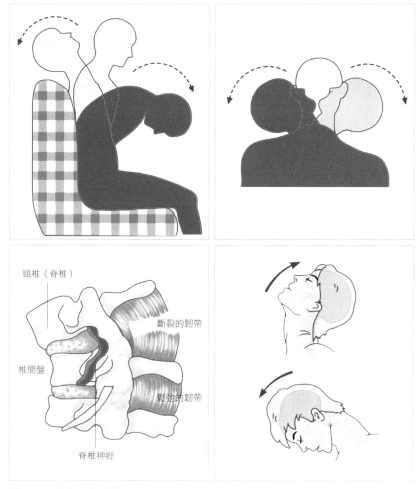

頸椎（脊椎）

斷裂的韌帶

椎間盤

鬆弛的韌帶

脊椎神經

圖1-11：韌帶負責連接骨頭與骨頭，當脖子突然晃動或採取脊椎歪斜的姿勢時，與脊椎相連的韌帶便會承受極大壓力；也可能因過度伸展，使韌帶鬆弛而斷裂。

胸口出現戳痛感，
是心臟問題嗎？

當我們感覺前胸疼痛時，總會感驚慌失措吧！因為前胸是心臟和肺臟等重要內臟的所在部位，於是我們開始焦急地胡思亂想：該不會心臟出毛病了吧？還是肺有問題？換做是我，也會有這樣的疑慮。

一位駝背的20多歲女性來到我的診療室。她滿臉蒼白，傾訴自己因為胸口疼痛前去內科求診，檢查後，醫師告訴她心臟和肺臟很正常，不必擔心，但是仍無法解決她胸口痛的困擾。我幫她用超音波檢查她的骨頭和韌帶，發現肌肉有點變粗，關節和韌帶部位有輕微的發炎。

駝背會導致胸腔的關節互相碰撞，引起胸痛

由此得證，她的疼痛來源是因為駝背的錯誤姿勢。因為**身體往前駝背，導致前胸肌肉萎縮，肋骨和前胸骨之間的關節互相碰撞，而產生疼痛**。肋骨之間的肌肉——肋間肌相當多，且肋骨與前胸骨、脊椎骨也有關節相連。換言之，這個病例是不良姿勢，使關節相互碰撞所致。

治療的方法很簡單，首先教導患者採取展開前胸、挺直背部的正確姿勢，並且針對疼痛的肌肉，採用按摩方式來紓緩；至於關節發炎，可利用藥物治療或物理治療改善。

我沒有提重物，
為什麼肩膀這麼痛？

　　不久前，我和幾位好朋友餐敘，我們聊日常生活、子女，然後話題漸漸轉變為健康，在場竟然9位有肩膀痠痛的困擾。

　　肩膀痠痛主要發生在頸部與肩膀之間的關節部位（圖1-13），大部分的疼痛是從肌肉僵硬開始，此外，也可能與頸部和肩關節間、肩膀與肩胛骨間、頸部和肩胛骨間的肌肉有關。

　　其一，當頸椎歪斜，與之相連的肌群也會離開原本的位置，導致肌肉動作方式異常而相互碰撞，進而引起疼痛。其二，肩胛骨是肩膀活動時的軸部，它的動作必須流暢，肩膀才能靈活地做出動作；反之，若肩胛骨部位僵硬，肩膀就會疼痛，因為讓肩膀轉動的旋轉肌，都是從肩胛骨那端連接而來。（圖1-14）

服用止痛藥無法根治疼痛，甚至會惡化病情

　　另外，肩膀後方也經常發生疼痛（圖1-15），這些肌肉會因彼此摩擦而疼痛，且摩擦後使組織變厚。即便平日不會疼痛，但一按壓就會疼痛，就表示是肌肉組織已經損害。

　　為此，當出現肌肉痠痛時，請先用手輕輕按摩肌肉，再進行伸展等運動，緩解疼痛。除非是非常嚴重的疼痛，否則**我不建議服用止痛藥，因為使用止痛藥消除疼痛並無法根治病痛，反而會使病情惡化**。

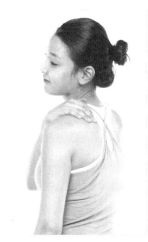

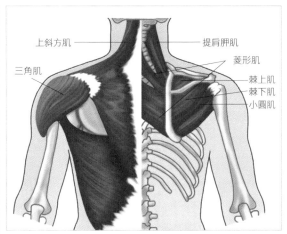

圖1-13：肩膀痠痛主要發生在
　　　　頸部與肩關節之間。

圖1-14：肩膀容易發生疼痛的肌肉部位

上斜方肌

三角肌

提肩胛肌

菱形肌

棘上肌
棘下肌
小圓肌

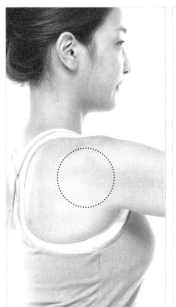

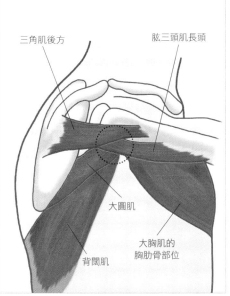

三角肌後方

肱三頭肌長頭

大圓肌

背闊肌

大胸肌的
胸肋骨部位

圖1-15：肩膀後方也經常發生疼痛，該處是肱三頭肌、背闊肌、大圓肌等三種肌
　　　　肉的交會之處。這些肌肉可能會因彼此摩擦而引發疼痛；而摩擦後的組
　　　　織變厚，被按壓時將更疼痛。

手臂嚴重痠痛，
無法高舉？

　　42歲的夏小姐是一位有氧舞蹈老師，她的個性落落大方，做起事來充滿自信。有一天，夏小姐因為手臂舉不太起來，且轉動肩膀時感到撕裂般的疼痛而來求診。我用超音波檢查，發現她的肩膀旋轉肌肌腱已經撕裂，因此我判定為五十肩。但夏小姐問我：「我才40出頭，怎麼會有五十肩呢？」夏小姐說自己力氣很大，提重物對她而言輕而易舉，而且只要是費力的工作她都會一手包辦。我想這或許就是她受傷的原因。

　　所謂的旋轉肌，就是轉動肩膀時使用的肌肉和肌腱（圖1-16）。如果過度轉動肩膀，肌腱和骨頭會相互摩擦而使肌腱發炎，嚴重時不但會磨損，還可能造成撕裂——這就是肩膀旋轉肌的肌腱破裂。

肩膀旋轉肌破裂，就可能導致五十肩

　　事實上，「五十肩」並非正式用語，只因50幾歲的人較容易出現這個症狀，才有此名稱的誕生；實際上，它的正確名稱是「冰凍肩」

　　肩膀因疼痛而減少活動，於是肩膀變得更僵硬，就如同結凍的冰塊般，無法動彈。嚴格來說，五十肩不是病名，而是一種病徵，追究其疼痛的病因，往往是肌腱發炎、撕裂，也可能源自肌肉緊縮、肌肉不均衡或肩關節囊發炎（又稱為沾黏性關節囊炎）。雖然疼痛部位不同，但多半和「過度活動」有關。

　　除此之外，錯誤的運動方式，也可能造成五十肩，尤其經常發生在

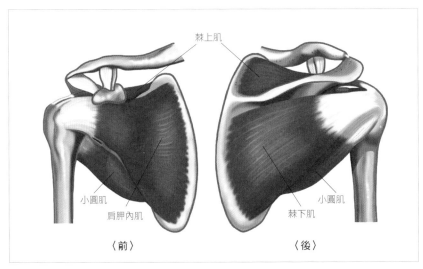

棘上肌

小圓肌

肩胛內肌

〈前〉

棘上肌

小圓肌

棘下肌

〈後〉

圖1-16：肩旋轉肌的前後示意圖

練習槓鈴仰臥推舉的運動者身上。

　　肩膀旋轉肌可細分為4種：棘上肌、肩胛內肌、棘下肌和小圓肌。而其最重要的功能，是讓肱骨與肩關節密合，亦是形成肩關節軸最重要的肌肉和肌腱；但這些肌肉非常細小，稍稍缺乏肌力，就容易變得脆弱。**一旦肩旋轉肌脆弱，就會使肩膀軸部變得不穩定，肱骨和肩關節無法密合，鬆動的肱骨就會和肩關節碰撞，進而受傷（圖1-17）。**

　　此外，進行肌力訓練時，若集中鍛鍊肱二頭肌、肱三頭肌、三角肌等大肌群（如槓鈴仰臥推舉），肱骨就可能往上推擠、碰撞肩胛骨而撕裂肌腱。在肱骨鬆動的狀態下，經常做轉動肩膀的動作，就可能使肌腱碰撞骨頭而裂傷。

　　不僅如此，駝背也會讓肩旋轉肌發炎受傷，因為駝背時，肱骨會稍微向前脫離肩關節，也就是關節錯位，使得肌腱容易發炎或撕裂。此外，習慣側睡的人也可能因肩關節錯位，而導致旋轉肌肌腱發炎與受傷。

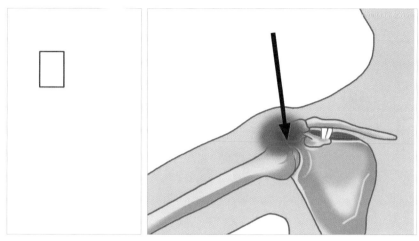

圖1-17：肩膀旋轉肌有可能因肌腱和骨頭間的撞擊而受損。

抬頭挺胸、不側睡，就可以獲得改善

　　簡單的改善方法，就是減少使用肩膀，或提重物和需要過度使用手臂時，將手肘緊貼身體（**圖1-18**）；不要側睡，並且抬頭挺胸以改善駝背的姿勢。另外，請避免將手舉高、開車時突然伸手向後座拿東西等，即能防止病情惡化。除此之外，若是較嚴重的疼痛，在治療上需視肌鍵是否發炎和撕裂而定，例如：

❶ 若僅有發炎現象，可用指壓和塗抹消炎藥膏來改善症狀。

❷ 若肌腱撕裂，則需先行治療，待病情穩定後，再進行運動療法。

❸ 若肌腱撕裂且發炎時，運動可能使之病情惡化，請務必特別留意。

❹ 若是單純的肌肉緊縮和關節囊炎，初期必須先進行運動療法。

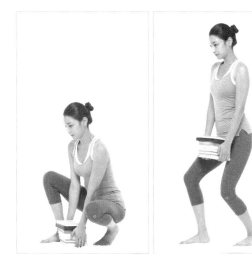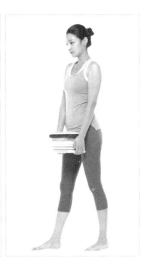

圖1-18：提重物或需過度使用手臂時，請將手肘緊貼身體，並讓手持物盡量靠近身體。挺直腰背，用腿的力量將物品提起。

然而「預防勝於治療」，建議各位平常可以多做強化肩膀旋轉肌的運動（圖1-19），強化其肌力，避免受傷。將肩膀與手臂緊貼身體，一手握緊拳頭向內、外施力。此時另一隻手給予阻力，並慢慢向左右移動。

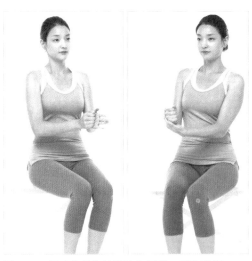

圖1-19：平時多做旋轉肌強化運動，預防受傷。

不是五十肩，
但肩膀劇痛腫脹？

　　某天，一位40多歲的男子，因為肩膀與手臂交界處劇烈疼痛前來求診。患者懷疑可能是五十肩，因為無法將手臂高舉超過90度，尤其當他想要從架上拿東西時便會感到非常的痛。患者說，他既沒有太拚命工作，也沒有過度使用肩膀。而我檢查時發現，從肩膀到脖子的連線處，可以看出接近肩膀的部位突起。

　　我詢問患者過去是否受傷，患者說小時候曾經踢足球摔倒，肩膀嚴重受傷。雖然後來傷勢痊癒，但長大後只要側睡就會有「碰到骨頭」的感覺；而最近，還伴隨肩膀疼痛腫脹。我告訴他，這就是肩關節炎。

肩峰鎖骨關節疼痛，多半與劇烈衝擊有關

　　一般肩關節炎是發生於肱骨和肩胛骨相接的部分，可是這名病患疼痛的部位，卻是鎖骨和肩胛骨之間的關節，該部位正是肩峰鎖骨關節（圖1-20）。

　　肩峰鎖骨關節炎，較常見於意外後的劇烈衝擊，導致關節受傷而引發的關節炎。當然，如果過度活動肩膀至受傷的程度也可能發炎。發炎是因為組成關節的骨頭互相碰撞所致，嚴重時關節還會腫脹且變粗。當疼痛加劇時，肩膀的活動受到限制，繼而有機會演變為五十肩。

　　肩峰鎖骨關節炎患者，應避免將手臂高舉超過90度拿重物，也不要側睡。醫師會比照一般關節炎的方式來進行治療，不過相對於其他部

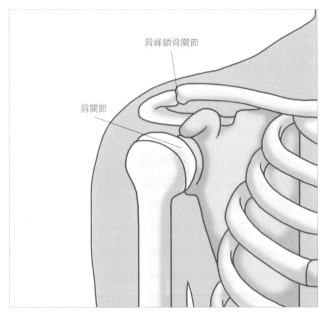

肩峰鎖骨關節

肩關節

圖1-20：肩峰鎖骨關節的位置。肩峰鎖骨關節炎，常見於意外的
劇烈衝擊，導致關節受傷所致。

位的肩關節炎，肩峰鎖骨關節的治療難度較高。

　　患者可以一邊塗抹消炎藥膏，一邊緩緩的按摩。若發炎症狀過於嚴
重時，則必須服用消炎藥，並以冰敷紓緩患部。肩峰鎖骨關節不同於肌
肉性疼痛的五十肩，肩關節的訓練運動最好能在沒有疼痛的範圍內進
行。為此，請務必待發炎狀態完全消除後，再進行訓練。此外，請盡量
保持抬頭挺胸，勿駝背，端正姿勢也非常重要。

肩膀軟骨破裂？
肌肉失衡所致

　　我的醫生學弟是個「肌肉男」，他平常熱中於健身，有著大塊胸肌和結實的肩膀肌肉，任何運動都難不倒他，大家對他的身材更是羨慕不已。然而，卻發生了一件意想不到的事——某天他的肩膀突然開始痛了起來，且只要舉起手臂就會痛苦不堪。經過核磁共振攝影（MRI）檢查後，我發現他的肩關節纖維軟骨「肩盂唇」破裂（圖1-21）。

　　明明是很結實、壯碩的肩膀，軟骨怎麼會破裂？問題出在「槓鈴仰臥推舉」這個運動。

過於發達的二頭肌，導致肩關節軟骨「肩盂唇」破裂

　　盂唇位於手臂骨與肩胛骨之間，主要作用是加強肩關節的穩定性，也可以幫助吸收外來的撞擊力，減低肩關節受傷風險。然而，當我們加強訓練肱二頭肌、肱三頭肌、三角肌後，相對地，肩膀的旋轉肌會變弱，導致肌肉失去平衡。

　　尤其「槓鈴仰臥推舉」運動，會造成肱骨上舉，旋轉肌肌腱因此碰撞骨頭，導致受損；強健的二頭肌也會拉扯到肩盂唇軟骨，使其破裂；換言之，**造成肩膀軟骨破裂的主因，就是過於發達的二頭肌和大塊的肌肉**。為此，因為肩盂唇勞損而就診的病人中，有不少「肌肉男」。

　　此外，棒球投手、網球選手和高爾夫球選手，也經常出現肩盂唇撕裂的運動傷害。尤其，投手因為經常做「過肩」的投球動作，容易讓盂

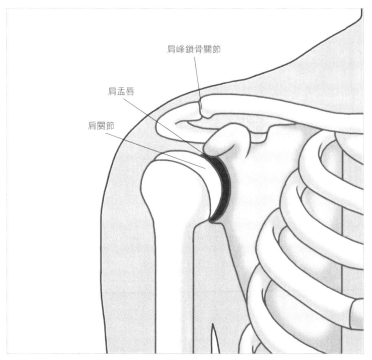

肩峰鎖骨關節

肩盂唇

肩關節

圖1-21：位於肩關節的纖維軟骨「肩盂唇」非常脆弱，需小心保護。

唇受傷撕裂，一旦傷患加劇，便會讓關節的穩定性大減、肩膀疼痛，大
幅影響運動表現。

　　然而，破裂的軟骨因血液循環不佳，因此恢復速度也十分緩慢，為
此本症狀不容易治療，必須接受特殊的血漿注射療法，或持續進行復健
運動，才能慢慢復原。

背部痠痛幾乎都是
「肌肉痛」所引起

我們常聽到「背部痠痛」、「膏肓痛」等說法，背部痠痛幾乎是每個人都經歷過的疼痛之一。這個現象經常出現在長期使用電腦、搬家、做粗重工作、大掃除後；此外，像是轉動全身的高爾夫球、桌球、網球、羽毛球等運動過後，也會產生背部痠痛。有此困擾的人，通常睡覺起床後會腰痠背痛；伸懶腰時，背部會有疼痛感，身體靈活度不佳。

所謂背部，就是從頸部下端到腰部上端的部分，這裡有肌肉、背脊、肋骨、肩胛骨等組織，在肋骨內還有心臟和其他內臟。原則上**背部痠痛大部分是因為肌肉痛所致**；至於膏肓痛則起因於肌肉問題，它指的是肌肉緊縮或僵硬時所引起的疼痛（圖1-22）。

其中，姿勢不良時，會導致肌肉過度緊張；而過度緊張的肌肉會緊縮而出現疼痛症狀。緊縮的肌肉變僵硬時，突然間的動作可能使肌肉互相碰撞，出現像被「扭擰」的疼痛感，且會持續——短則2至3天，嚴重時可能維持1週以上。

脊椎側彎、內臟問題的牽連痛，也可能造成背痛

緊縮且僵硬的肌肉可能會使骨骼扭轉，造成關節疼痛、韌帶扭曲，進而使疼痛加劇。此外，背部痠痛也會影響到頸部、肩膀和肩胛骨，這是因為它們與上背部相連。因此，當連接頸部、肩膀、肩胛骨和背部的肌肉緊縮時，這4個部位都有可能同時感到疼痛。

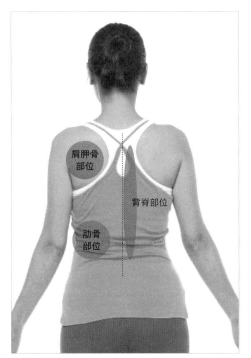

圖1-22：容易引起背部疼痛的部位。

　　此外，背部痠痛的成因，還有非常少見的情形，即是連接肋骨和脊椎的關節出問題。尤其，在脊椎側彎的情況下，肋骨和脊椎骨間的關節也會被扭轉而發炎腫脹，最後導致背肌疼痛。另外，當心臟、肺臟、膽囊等內臟器官出現問題，也會因「牽連痛」而使背部疼痛。特別是心臟，有時背痛可能是狹心症或心肌梗塞的前兆，請務必前往內科檢查。

　　然而一般正常的情況，背部痠痛都與肌肉有關，可以藉由伸展運動、滾筒與棍棒的按摩法減輕症狀（圖1-23）。

圖1-23‧使用道具進行背部按摩，放鬆肌肉。

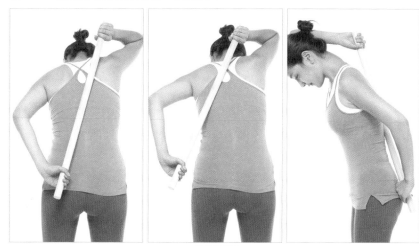

棍棒按摩

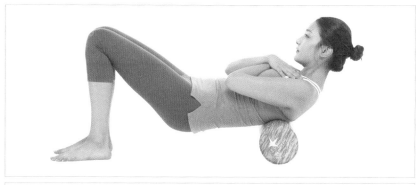

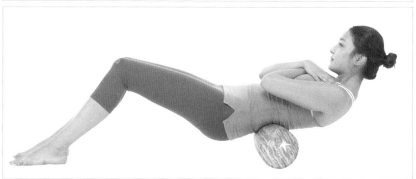

滾筒按摩

側腹部疼痛？
姿勢不良的後遺症

我的患者之中，有極大部分是因為側腹部痛而來，例如，在鄉下種植辣椒、香菇和小黃瓜等作物的60多歲長者；10幾歲的女孩長時間在家裡或圖書館唸書；20幾歲的高爾夫球選手在一天8個小時的練習後；常常在網咖打電玩的青少年。

他們疼痛的原因，到底是什麼？首先，側腹部痛有可能是因為腹腔裡的腎臟或胃臟等出問題，除此之外，大部分是肌肉疼痛所引起的。因此，患者應該先至內科接受檢查，確認內臟是否異常。**若內科診斷結果正常，那就與姿勢不良的肌肉疼痛有關。**

種田務農者，常常得做出身體傾斜於某一邊的動作；在埋頭苦讀的學生身上，常見到脊椎側彎的情形；常轉動身體的高爾夫球選手習慣朝向某一側揮桿，很可能造成脊椎和骨盆歪斜；長時間泡在網咖打電動的學生，常因姿勢不良而讓身體重心集中於某一側，此處的肌肉因不常活動而漸漸萎縮，時間久了，萎縮的肌肉就會僵硬，甚至出現沾黏現象。

不僅如此，歪斜的脊椎可能因為關節互相撞擊。而產生關節疼痛，甚至變成脊椎關節炎，加速關節退化，使骨骼提早老化。

為了維持脊椎正確的姿勢，請每10分鐘以超人姿勢伸懶腰，即使坐著也可以伸展；總之，多動，多伸展吧！另外，經常做轉身動作的運動選手，則可多做反向旋轉的動作，也可以用手指扭擰側腹部肌肉，輕輕行按摩，如此，就能預防肌肉僵硬，亦能減輕疼痛。

腰部疼痛的成因眾多，
久坐、久站都是主因

　　腰部的疼痛是最常見的痛症之一。腰痛可能發生於許多不同的部位，如從上背發疼而演變成骨盆疼痛；或彎腰、後仰、扭轉時疼痛，種類非常多，因此處理腰痛的困難度頗高。

　　腰部的痛源可能來自脊椎、脊椎關節、腰部肌肉、韌帶、椎間盤、神經等部位。有些人只有肌肉痠痛，有些人則是關節疼痛，也有些人是所有部位都會痛。腰椎的構造非常複雜且彼此緊密相連，因此各個部位皆會互相影響。此外，腰椎亦擔任支撐身體重量、轉動身體中軸的重要角色，因此更容易發生問題。**人體構造原本就應該多走動，但現代人生活多久坐不動，精神上也承受許多壓力，因此更容易引發腰部疼痛。**

椎間盤突出或狹窄，都會引發腰痛

　　第一種常見腰痛，是當我們彎腰時感到疼痛，此類多與椎間盤突出有關。一旦椎間盤突出，當我們彎腰時，椎間盤向後推擠，壓迫到神經而引起的痛楚，有時連腿部都會感到疼痛。

　　其次，腰部肌肉與骨盆後端相連，當肌肉緊縮而僵硬化時，就很難再伸展開，此時過度伸展反而會拉傷或撕裂肌肉，如此就會導致腰痛。特別是連接骨頭且僵硬的肌肉受到拉扯時，痛楚會更明顯。此外，僵硬或緊縮的韌帶在彎腰時被拉開，也會引發腰痛（圖1-24）。正常的肌肉和韌帶在伸展時不應產生疼痛，而是舒服的感覺才對。

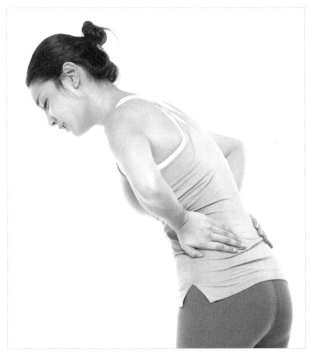

圖1-24：彎腰時椎間盤突出會使腰部、臀部、下肢都感到疼痛。

　　第二種常見腰痛，則是當我們伸懶腰或後仰時腰部疼痛，此類疼痛
則多與脊椎關節狹窄有關，特別是向後仰的疼痛最為嚴重。由於脊椎的
小面關節位於腰椎後方，當腰部向後仰，關節就會互相碰撞而引發疼痛
（圖1-25）。此外，腰椎狹窄症患者在挺直或後仰時，也會有腰痛的現
象，其主要特徵就是走路時會感到下肢麻木。

腰部疼痛應迅速就醫檢查，以防惡化

　　第三種是久站腰痛，成因多為過度伸展腰部使之疲勞，或長時間處
於久站狀態所致。第四種則是轉動腰部時所引發，可能是肌肉或韌帶受

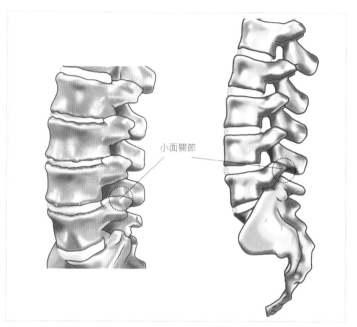

小面關節

圖1-25：一旦脊椎狹窄，後仰時，脊椎後端的小面關節會互相碰撞而導致疼痛。

到拉扯，或關節互相碰觸，椎間盤突出也會在轉動腰部時引發痛楚。

此外，腰痛的患者有時候可能是椎弓解離症和脊椎滑脫症患者。

椎弓解離症是指脊椎骨先天性或後天性有缺損，前者是先天的脊椎缺陷，後者則是過度使用脊椎所產生的疲勞性骨折。只要出現椎弓解離症就會腰痛，若解離的部位往前推擠，則會引發脊椎滑脫症，這時脊椎的神經受到壓迫，就會引發腰椎狹窄症。

由此可見，引發腰部疼痛的原因非常多，諸如：關節、椎間盤、肌肉、韌帶都可能出現問題，因此在診斷和治療上，腰痛是一種非常棘手的病症，應盡早接受治療檢查。

彎腰時下肢麻痛？
恐與椎間盤突出有關

「彎腰就痛，還會痛到腳，特別是坐著的時候更痛。」這是一位45歲左右男病患的陳述；這個症狀，就是先前談到的椎間盤突出，所產生的神經疼痛。

脊椎的椎間盤是軟骨，但與膝蓋關節裡柔軟的軟骨不同，**椎間盤的軟骨比較硬，目的是為了支撐脊椎的重量**。當堅硬的椎間盤無法承受脊椎所施加的重量就會出現勞損、破裂或擠出。通常我們說「椎間盤突出」，就是指椎間盤被擠到神經通路（滑脫）而壓迫到神經，而該神經有兩種，一種通往腰部，另一種通往下肢。

當椎間盤壓迫到通往腰部的神經分支時，就會感到腰痛，擠壓到下肢的神經分支時，疼痛便會延伸到下肢（圖1-26）。

坐著時務必將腰部打直，減少椎間盤的壓力

椎間盤突出也有程度之分，可區分為膨出型、突出型、脫出型三種，脫出型是最嚴重的，膨出型則是初期症狀。

若被診斷為椎間盤突出症後，請務必開始多留意自己的姿勢。正確的姿勢可以減少椎間盤的壓力，防止其惡化。舉例而言，躺著的姿勢對椎間盤施加的壓力是零，站著則是100公斤，坐著是200公斤，而彎腰的姿勢可重達300公斤。因此，患者平常應盡量避免坐姿，洗臉時也必須把腰挺直，如果非不得以一定要坐著，請務必將腰部打直，讓腰椎呈

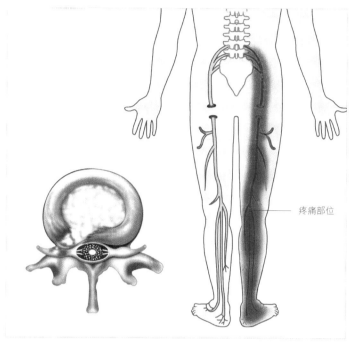

疼痛部位

圖1-26：椎間盤突出的方向會影響疼痛的部位；若往中央突出，只會導致腰痛；但若往兩旁突出，便會連帶使下肢感到疼痛。

現自然曲線的「S」形，並將膝蓋往下放（圖1-27）。

　　平躺起身時，則建議先把身體轉向一邊再起來。此外，轉腰的動作也可能使椎間盤突出惡化，要特別留意。日常通勤上班時，建議多站著搭捷運而不要坐公車。此外，多走路能讓椎間盤受到的壓力減至70公斤。只要減少椎間的壓力，病情就不會繼續惡化，也可稍微減輕發炎疼痛的現象，達到自然治癒的效果。

　　另外，椎間盤突出的患者，腰部肌肉也會特別緊繃，而緊繃的肌肉會使疼痛加劇。為此，請記得紓緩緊張的肌肉，可以利用按摩或伸懶腰等姿勢，放鬆腰部。

　　此外，治療脊椎盤突出症除了維持正確姿勢外，強化脊椎的肌力也

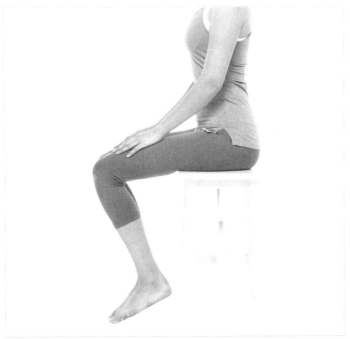

圖1-27：椎間盤突出時，若非不得以一定要坐著，請將腰部打直，讓腰
椎呈現自然曲線的「S」形，並將膝蓋往下放。

非常重要。肌力訓練最基本的姿勢，是將肚臍往內縮20%左右，並將
肚臍往上提，臀部施力向內夾，並維持此狀態10秒後，反覆執行。持
續1個月訓練脊椎核心肌力之後，可以躺著進行橋式運動。我特別推薦
多進行脊椎的伸展運動（圖1-28）。一旦脊椎肌力提升，就可以減輕腰
部壓力，保護椎間盤並幫助椎間盤自然治癒。

　　總的來說，**即使椎間盤突出，只要能保持良好的姿勢、接受治療、
持續且積極訓練柔軟度和肌力等復健運動，患者都可以痊癒，恢復正常
活動和運動。**

圖1-28：脊椎伸展運動，強化脊椎周圍肌肉。

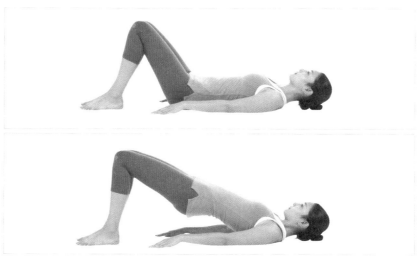

❶ 平躺在地，膝蓋自然彎曲，臀部提高停留10秒鐘。

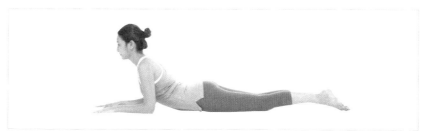

❷ 身體朝下，手肘呈90度彎曲貼地，維持10秒鐘。

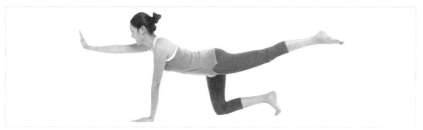

❸ 右手臂向前伸，同時將左腳向後伸直，左右交替重複進行，盡量不要搖晃身體。

年紀輕輕就腰痛？
「椎間盤退化」所致

　　南姓同學是位年輕力壯的21歲大學生。某天他因為劇烈腰痛來到我的診所。詢問病史，發現他從高中時期就有腰痛的困擾。然而當時我幫他照了X光，僅發現脊椎稍微側彎，並沒有其他特別嚴重的問題，南同學聽聞無大礙後便也不在意。然而，最近他的腰部實在痛得受不了，便再次前來求診。

　　照了核磁共振攝影（MRI），發現他第4、第5腰椎之間的椎間盤呈現黑色，這正是椎間盤退化的典型症狀。得知診斷結果，他用不可置信的表情和語氣反問：「椎間盤退化？」無法接受自己這麼年輕居然有退化症狀。

長期姿勢不良，容易造成退化性椎間盤

　　無論是誰，只要聽到「退化」，肯定無法接受，因為「退化」又有「老化」的意涵，事實上，「**退化」，不僅是老化**，也有逐漸耗損的意思。

　　椎間盤持續承受各種壓力，當然會發生耗損、分離，甚至破裂的現象。椎間盤內部，是由髓核和以同心圓狀態圍繞髓核的纖維環（類似纖維的彈性組織）所組成。當椎間盤退化時，髓核裡的水分流失後，便失去緩衝功能，纖維環也因此遭受磨損。

　　由於纖維環中存在痛覺神經，因此當纖維環組織受傷時，就會疼痛，這就是腰部疼痛的原因。脊椎退化將導致受損的椎間盤變扁，使原

屬於脊椎神經的空間變窄，最後可能引發脊椎狹窄症。

導致退化性椎間盤的原因很多，如姿勢不良使脊椎椎間盤承受過大壓力、脊椎肌力不足無法支撐脊椎而讓椎間盤承受過度衝擊，或是腰部經常轉動而讓椎間盤負荷過重等。

然而，只要確實做到兩件事，年輕患者是有機會康復的：

其一，誠如前文所言，保持治療椎間盤突出症的「正確姿勢」，便能減少椎間盤所受的壓力。

其二，在正確姿勢下強化肌力，當力量的傳達不再透過椎間盤，而是透過肌肉傳送時，就能減輕椎間盤的壓力；而肌肉充沛的活動，也能促進血液循環，保持暢通，加快復原速度。

搬重物閃到腰？
恐椎間盤破裂

　　30幾歲的男子因為搬家背重物而閃到腰，剛開始他不以為意，但疼痛卻持續了1週以上，於是前來求診。

　　幾年前，我曾因為搬花盆而閃到腰，痛到腰都打不直。為求放心，我照了核磁共振攝影（MRI），發現自己的第3和第4腰椎之間的椎間盤破裂。原本以為沒什麼大礙，沒想到真的受傷了，我開始感到不安和擔憂：難道我的身體這麼快就變差了？我已經開始老化了嗎？

　　閃到腰的時候，我們通常以為是傷到肌肉或韌帶，那是大家熟知的拉傷或扭傷。如果傷到肌肉或韌帶，大多數在1週之內，疼痛便會緩解；然而，**若疼痛超過1週，甚至3至4週後仍劇烈疼痛，就要懷疑是否為椎間盤破裂了。**

椎間盤由髓核和纖維環所組成，壓力過大即會破裂

　　椎間盤突然受到巨大壓力，或是大動作的旋轉，都有可能導致破裂。椎間盤是軟骨組織，但它跟我們一般聯想到的軟骨不同，它是由具韌性的纖維組織和髓核所組成，以便承受強大的壓力。

　　通常椎間盤突出是指椎間盤內部的髓核溢出；而椎間盤破裂是指圍繞髓核的纖維環破裂，這時會伴隨著劇烈疼痛。尤其是從椅子上起身的瞬間和彎腰時都會疼痛不堪，活動腰部時也會變得十分困難（圖1-29）。

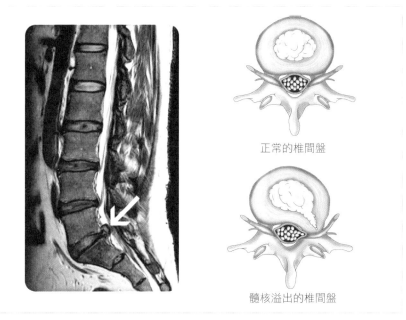

正常的椎間盤

髓核溢出的椎間盤

圖1-29：通常椎間盤突出是指椎間盤內部的髓核溢出；而椎間盤破裂是指圍繞髓核的纖維環破裂，這時會伴隨著劇烈的疼痛。

　　雖然當破裂的椎間盤癒合後，疼痛就能獲得紓緩，然而，椎間盤如同一般組織，癒合後也會產生疤痕，疤痕會使組織增厚，可能壓迫附近的其他組織，而產生神經受壓迫的後遺症，時間久了，也可能發展成脊椎狹窄症——椎間盤的高度變低、讓神經空間變窄，再加上結疤阻塞了神經通路，最後引發脊椎狹窄症。

　　為此，我們必須妥善保護椎間盤，避免在它癒合之前再次破裂；因此，患者務必做到以下三件事：

❶ 讓脊椎保持3至4週的安定狀態。

❷ 比照椎間盤突出症患者，更加注意自己的姿勢，隨時保持正確。

❸ 請配戴緊身束腰等護具，以限制腰部的活動，使其修復。

側彎腰時會痛？
小面關節發生問題

　　肚子突出、身材肥胖的40多歲男子前來求診，因為他只要向前或左右彎腰就會痛；（圖1-30）；18歲的高爾夫球選手金先生，從1年前開始便有腰痛困擾，照了核磁共振攝影（MRI）後無異常，但在擊球的瞬間就會腰痛；專門維修機械設備的50歲多歲韓先生，他的工作必須經常向前、後彎腰，長久下來，腰部便出現疼痛症狀。

　　以上三位患者的腰痛問題，其原因都發生在小面關節上。脊椎有兩種關節，一種是存在椎間盤的關節，另一種是位於後方的小面關節。當小面關節在腰往後仰或大幅度左右彎腰時，一側互相撞擊，另一側則被拉開；被撞擊的一側因碰撞而產生疼痛，而被拉開的一側，也隨著分離感到痛楚。

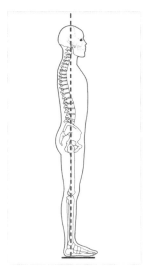

圖1-30：正確的站姿

上述40多歲的肥胖男子，因突出的肚子讓腰部往後折，使小面關節互相撞擊。而高爾夫球選手則因為大幅度向某一側轉腰，使該側的小面關節碰撞，進而發炎；更甚者，骨頭還可能增生，變得更容易相互碰撞，使疼痛加劇。不僅如此，變粗大的關節會往神經處生長，阻塞神經通路，進而引發脊椎狹窄症等疾病。

治療方法上，患者需先挺直脊椎，像超人般做上下伸展運動，並盡量避免往後仰和左右彎腰等動作，同時減重。至於強化脊椎的運動，則有別於椎間盤突出的治療方式，建議採取脊椎彎曲運動（圖1-31）。

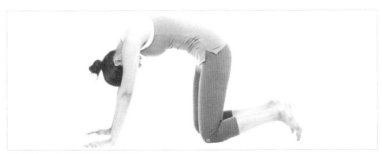

❶ 跪地，向貓般將背部拱起。

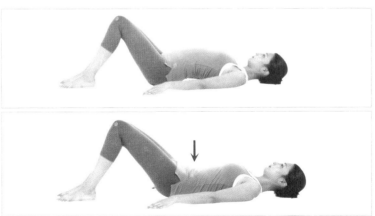

❷ 雙腳屈膝，將腰稍微抬起離地，再往下壓10秒鐘。

圖1-31：脊椎彎曲運動，放鬆周圍肌肉。

運動時雙腳發麻？
恐為脊椎狹窄症

快60歲的閔女士是位典型的家庭主婦，每天打掃、洗碗、燙衣服等，忙得不可開交。現在孩子們都已大學畢業，工作量比以前稍減輕些；另一位經營餐廳的50多歲女性，過去她天天忙於工作而無法休息，負責的事項從烹調料理、管理廚房到打掃內外，相當忙碌。

現在，這兩位年近60的女性，終於可以為自己喘口氣，於是想開始好好運動。她們決定從最基本的跑步機開始，令人納悶的是，才走了10分鐘，臀部到腿部便開始發麻；以為休息一下就會好，沒想到休息後繼續，雙腿竟然開始抽筋。她們來門診時問了我同樣一句話：「為什麼運動居然會痛？」

上述兩位患者，是**典型的脊椎神經空間窄化的「脊椎狹窄症」**（圖1-32），其特徵是駝背時不會痛，但挺直腰或走路時卻會感到發麻。

脊椎狹窄症有可能是先天的，然而，更常見的是因為退化性脊椎關節炎、阻塞神經空間、椎間盤勞損狹窄，而使神經空間也變窄、韌帶增厚等，進而阻塞神經空間所致。大部分病因起源於工作過量，也就是過度使用脊椎，導致發炎或退化所引起。

患有脊椎狹窄症的病患，應多進行脊椎彎曲運動（圖1-33），而非伸展運動，以免病情惡化。此外，建議以騎腳踏車替代走路，並多選擇稍微有點陡的斜坡地。

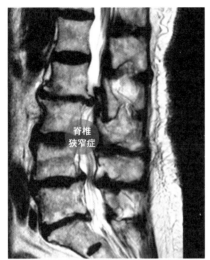
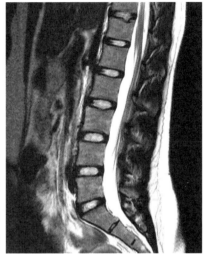

脊椎
狹窄症

圖1-32：（左圖）狹窄的神經通路；（右圖）正常的神經通路。

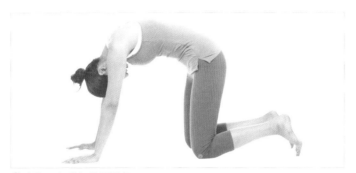

❶ 跪地，向貓般背部拱起。

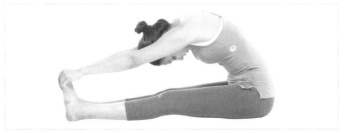

❷ 坐姿，雙手抓著腳趾，一邊吐氣，一邊將腰往前彎，停留20～30秒。

圖1-33：脊椎彎曲運動

脊椎有裂痕？
當心解離症和滑脫症

聽到脊椎有裂痕，一定會十分擔心，因為脊椎對我們而言非常重要。脊椎有裂痕時，不但會腰痛，還會腿麻；此現象不稱為骨折，而是「椎弓解離症」，指的是脊椎體和脊椎小面關節相連處出現裂痕；其成因有許多，有可能是先天造成，也有可能是過度負荷而形成疲勞性骨折。

當脊椎裂縫嚴重時，裂痕上端的脊椎會往前方滑脫，造成「脊椎滑脫症」，此時，患者的神經通路會變窄，而出現和脊椎狹窄症類似的症狀（圖1-34）。

解離症會發展為滑脫症，再惡化為狹窄症

脊椎出現裂痕，代表其正處於不穩定的狀態，只要姿勢稍微不良就會引發疼痛，甚至急速惡化，使「有裂痕的解離症」發展成「往前滑脫的滑脫症」。

當滑脫症發展成狹窄症時，就必須接受神經治療，並進行脊椎肌力強化運動，以防止脊椎繼續推擠（圖1-35、圖1-36）。若狹窄症嚴重時，則需要進一步動手術，在脊椎上打入鋼釘以強化穩定度。

為避免脊椎進一步惡化，必須時刻提醒自己維持正確姿勢，絕對不可往後彎腰，同時確實進行脊椎肌力的強化運動，讓肌肉可以撐住脊椎，以免持續惡化。

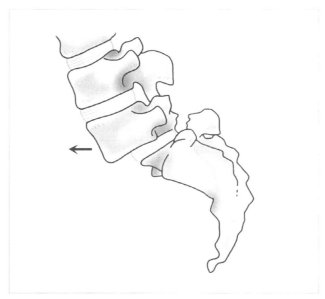

圖1-34：脊椎滑脫症示意圖。脊椎體和脊椎小面關節相連處分離，導致脊椎體向前推擠、滑脫。

圖1-35：脊椎伸展運動

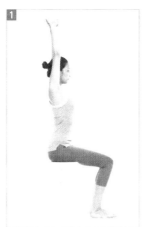

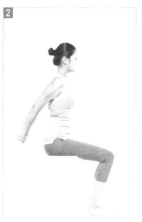

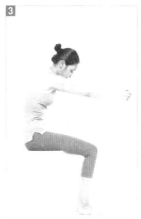

❶坐在椅上，十指交叉，雙手向上伸展，停留10～20秒，共做3次。

❷十指交叉，雙臂往後擴胸，停留10～20秒，共做3次。

❸低頭拱背，十指交叉往前伸，停留10～20秒，共做3次。

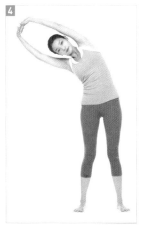 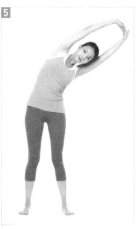 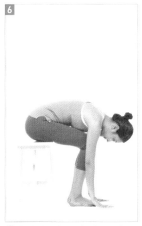

❹和❺站姿，十指交叉，雙臂向上伸展後，維持此姿勢，
　 上半身往左、右側彎，停留10～20秒，共做3
　 次。注意背部不可向前彎

❻坐在椅上，上半身往下
　 彎，讓雙手碰地，停留
　 10～20秒，共做3次。注
　 意臀部不可離開椅子。

圖1-36：脊椎肌力強化運動

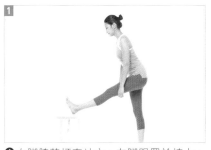 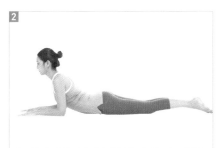

❶右腳膝蓋打直站立，左腳跟置於椅上，
　 腰背挺直，身體向前傾，停留30秒，共
　 做3次。

❷趴姿，雙臂彎曲呈90度，用手肘將肩膀
　 撐起，放鬆不要用力，停留10秒，共做
　 10次。

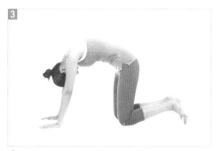

❸ 跪姿，低頭拱背，停留30秒，共做10次。

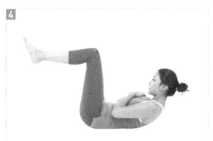

❹ 躺姿，雙腳彎曲抬起，雙手交叉抱於胸前，用腹部的力量，將上身抬起，使肩膀離地，停留20秒，共做3次。

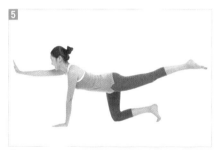

❺ 跪姿，腰部打直，左腳向後伸直，同時將右手向前伸直同肩膀高，視線朝右手方向看，左右側交替，各停留10秒，共做10次。

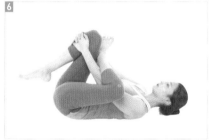

❻ 將左腳踝置於右膝蓋上方，彎曲膝蓋，用雙手十指交扣抱住右膝，慢慢向前拉，停留30秒，共做3次。

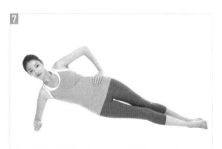

❼ 手肘撐地，腰背打直，讓腳至脖子維持挺直姿勢，停留10秒，共做10次。

前臂僵硬且發麻？
肌肉過度緊繃所致

　　我相信各位在寫字寫很多時，或長時間使用電腦打字後，一定曾感覺從手指頭到前臂有種難以言喻的「僵硬」與「麻痺」感。你可能以為是血液循環不暢通，然而，其最主因多是肌肉緊繃所致。

　　手指的肌肉是從手肘和前臂肌肉相連而來，當手指疼痛或發麻時，多半前臂和手肘也會跟著疼痛，因為**肌肉就像鎖鍊般，互相牽連，當某處的肌肉緊繃，與之相連的肌肉也會受影響。**

　　這個現象，經常發生於過度使用手部，或經常出力者的身上，其症狀通常是前臂僵硬，按壓時感到疼痛；即使沒做任何活動，也會覺得手臂發麻，連手指頭也會感到僵硬麻木。

前臂僵硬未必是變壯，有時只是肌肉僵硬

　　某位40多歲的男子經常做啞鈴訓練，他以自己強硬的前臂為傲，然而，他卻經常出現手臂發麻的症狀。由此可見，他僵硬的前臂並不是因為鍛鍊而強健，而是肌肉緊繃所致；換言之，他的肌肉狀態，因為過度鍛鍊而變得更差了。

　　因此，硬梆梆的肌肉並非都是好現象，當你工作過累時，請務必記得透過按摩與伸展，適時放鬆緊繃的肌肉（圖1-37），以免產生不適。

圖 1-37：前臂與上臂的按摩法

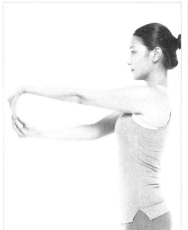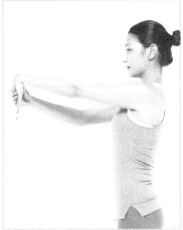

❶伸直手臂，掌心依序朝外和朝內，將手指向內拉，停留20～30秒。

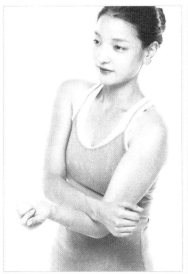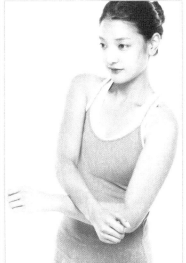

❷轉動手掌，來回按摩前臂肌肉。

手肘痛麻？
多為網球肘或高爾夫球肘

　　一般而言，手肘外側疼痛者，稱為「網球肘」，正式的病名為「肱股外上髁炎」。由於網球的反拍動作中，手腕向內彎曲時，外側的手背肌腱會拉長，使之受刺激，進而使得伸長的肌肉和肌腱受損（圖1-38）。反之，手肘內側疼痛稱為「高爾夫球肘」，正式的病名為「肱股內上髁炎」。因為當手腕向後彎曲時，手掌側的肌肉和肌腱伸長，在遇到外力衝擊時而受傷。

　　除了網球、高爾夫、羽球等運動傷害外，**長期使用電腦、洗衣服或打掃等家事，以及過度使用手部時，也會產生手肘疼痛等問題**，然而，當手肘產生麻痛感時，請先分辨發生在哪一側，以利後續治療。

每30分鐘做1次按摩和伸展，可預防並治療本症

　　協助手指與手腕彎曲的肌肉和肌腱，大部分是從「手肘內側」連接至手指而來；而拉開手指和手腕的肌肉和肌腱，則是從「手肘外側」連至手指。若這些肌肉和肌腱過度負荷，就會使手肘處的骨骼相接的肌腱因摩擦而發炎受傷。

　　因為肌腱組織本身的血液循環，較其他部位而言較差，且生活中又無法徹底停止「使用雙手」，因此，相當不容易治療。

　　為此，我建議各位平常多做前臂、手腕、手掌、手指肌肉的按摩和伸展（圖1-39），便能有效改善手肘疼痛，也能達到預防效果。

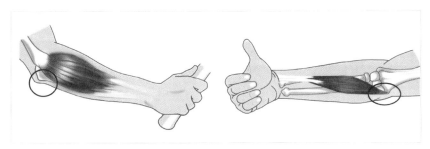

圖1-38：（左圖）網球肘和（右圖）高爾夫肘，其肌肉發炎示意圖。

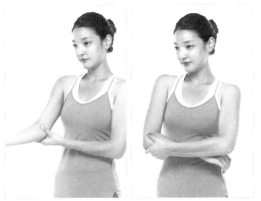

❶ 按摩手肘內側與外側，感到疼痛的部位，徹底放鬆。

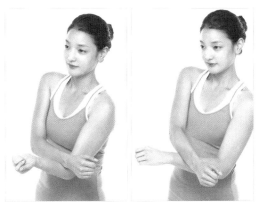

❷ 轉動手掌，來回按摩前臂肌肉，紓緩緊繃肌肉。

圖1-39：手肘與手臂的按摩法

手腕痠痛難出力？
因為肌腱發炎了

　　一個月前剛產下男嬰的婦人，因為手腕腫痛而前來求診，她說只要活動拇指，手腕就會痠痛而沒辦法出力；有位空服員因為手腕疼痛前來求助，她幾乎沒辦法正常活動手部，相當困擾；還有位高爾夫球選手說，每次曲腕揮桿時就會痛，轉動手腕時還會聽到「喀」的聲音。以上這三位患者的症狀相似，都是通過手腕的肌腱發炎。

　　孕婦在懷孕時容易全身水腫，分娩後也不會立刻消腫。由於水腫組織本身是十分脆弱，且容易受傷，若分娩後未獲得充分休息，仍進行很多使用手部的工作，例如洗尿布、為寶寶洗澡等，肌腱和骨骼就容易相互碰撞，進而發炎，引發「狹窄性肌腱滑膜炎」。

復原速度緩慢，需配戴護腕或黏肌內效貼布

　　空服員為了服務乘客，而過度使用手部，脆弱的肌肉讓肌腱負荷過度，使得手腕肌腱發炎。事實上，手腕處有許多密集且發達的肌腱，相連各個手指。因此，**若過度使用手指，則會導致肌腱互相摩擦**。起初只會輕微發炎，且留下傷口；待傷口癒合後，則會留下疤痕而增厚，而增厚的組織互相碰撞時就會出現聲音並伴隨疼痛，以上，這一連串反應，正是高爾夫球選手經常出現的症狀。

　　「預防勝於治療」，若覺得自己的手腕不夠強健，平常可多做合掌互推運動，以強化手腕肌腱（圖1-40）。此外，按摩也可有效預防肌腱

的沾黏現象，以免症狀加劇，影響治療和復原速度。然而，我們日常生活中無法不使用雙手，因此，建議手腕不適時配戴護腕等護具，或黏貼肌內效貼布，保護手腕（**圖**1-41）。

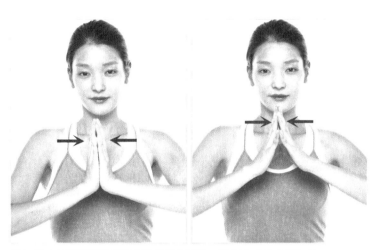

圖1-40：針對手腕脆弱者的肌腱強化運動，進行方式是合掌互推。

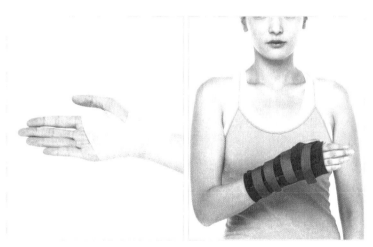

圖1-41：（左圖）肌內效貼布（右圖）護腕。

手指腫脹僵硬？
即俗稱的「扳機指」

　　演奏伽倻琴（註：一種朝鮮撥弦樂器）的30歲男性，因左手拇指疼痛前來求診。他說平常拇指就有腫脹和僵硬的現象，手指彎曲後就很難伸直；一旦強迫伸直，除了疼痛還會發出「喀」的聲音。其實，以上就是所謂的「扳機指」，是因發炎症狀長久未獲治療，而導致肌腱增厚的現象，就和關節炎患者的膝蓋組織增生的道理相同。

　　扳機指不只限於拇指，每根手指頭都有可能發生。例如，經常練習揮桿的高爾夫球選手，其第3到第5根手指，也容易發生類似症狀。

減少手指活動、按摩，同時進行手指肌腱強化運動

　　一位經營餐廳的50多歲女性，她手指頭的每個關節都變得很粗，並有嚴重的疼痛現象，特別是第3根手指頭彎曲再伸直時，就會發出「喀」的聲音並伴隨痛楚。上述症狀，也是長期發炎，導致增厚的肌腱與牽動肌腱的組織相互撞擊，所發出的疼痛與聲音。然而，這名患者已出現手指變形，治療難度更高，需要進一步動手術。

　　一旦發生疼痛症狀，我都強烈要求患者應減少手指活動，以紓緩肌腱的發炎程度，並按摩放鬆僵硬部位。為此，建議平常過度使用手指而腫脹僵硬的人，可以多做按摩與手指肌腱強化的運動（圖1-42），改善手指僵硬的症狀。

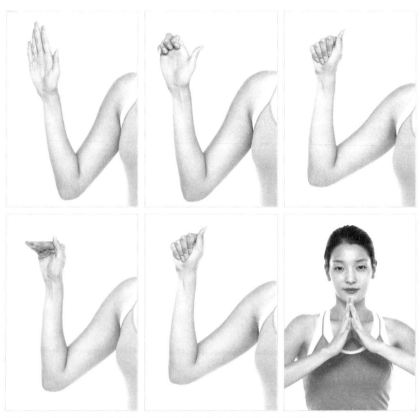

圖1-42：手指肌腱強化運動，可以改善手指肌肉僵硬，預防扳機指。

指關節腫脹變形，
就是類風濕性關節炎？

當我們的手指關節變粗且疼痛時，通常會懷疑是不是「類風濕性關節炎」（圖1-43）。

手指關節跟膝蓋關節一樣，都有可能產生關節炎，但卻不常見；因此，大部分的情況是「滑膜炎」，也就是包覆在關節上的滑膜，因發炎而增生變厚。

可藉由腫脹部位，判斷是否為類風濕性關節炎

許多人會把「滑膜炎」和「類風濕性關節炎」混淆而擔憂不已。事實上，兩者的症狀略有不同：類風濕性關節炎是手指中間的關節腫脹變形；滑膜炎則是因過度使用而產生退化，好發於末端指關節。

然而，無論有沒有手指腫脹的問題，仍建議大家平常可多按摩手指關節，並勤做手指肌力運動。至於平時過度使用手指，使得手指變得又腫又硬的人，則更應多勤按摩以及肌腱強化運動（圖1-44、圖1-45）。

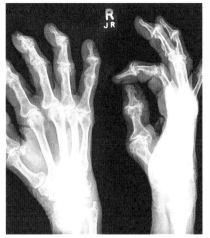
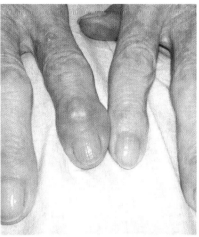

圖1-43：類風濕性關節炎患者的X光照與照片。

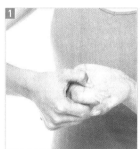
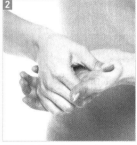
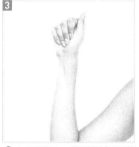

❶用拇指按壓手掌的肌腱或 疼痛部位。

❷按摩拇指處的肌肉。

❸如圖所示，將手指向下彎 曲再伸直，並重複數次。

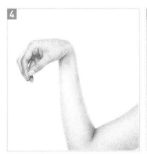
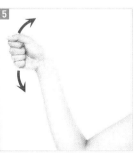
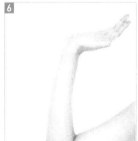

❹如圖示，反覆進行此動作。

❺握拳畫圓弧，並重複數次。

❻如圖示，反覆進行此動作。

圖1-44：手指按摩運動

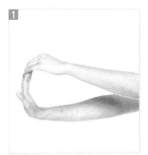

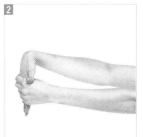

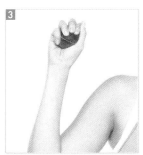

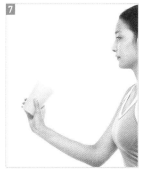

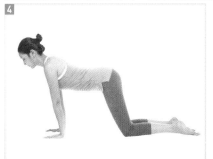

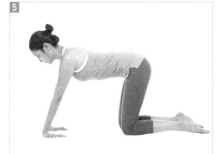

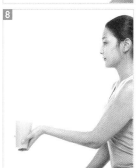

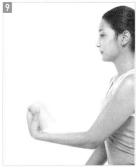

❶掌心朝外，用另一手抓住指尖，並輕輕往身體內側拉，停留30秒，共做3次。

❷掌心朝內，用另一手抓住指尖，並輕輕往身體內側拉，停留30秒，共做3次。

❸手抓塑膠球或網球，施力6秒後放開，並反覆進行此動作數次。

❹如圖所示，指尖朝前，雙臂打開，身體向前傾，停留30秒，共做3次。

❺如圖所示，指尖朝後，雙臂打開，身體向後傾，停留30秒，共做3次。

❻、❼右手持杯，手腕如圖所示擺動，並重複數次。

❽、❾左手持杯，手腕如圖所示擺動，並重複數次。

圖1-45：手指肌腱強化運動

臀部痠、痛、麻？
因坐骨神經受壓迫

　　快50歲的朴先生是製藥公司的營運幹部，他工作中大部分時間都在開車。某天，他來到醫院求診，說他的臀部出現痠麻感，尤其開車超過30分鐘後，就會感覺臀部疼痛，有時小腿的前後側也會發麻，甚至會麻到腳趾。起初他以為是椎間盤突出，到醫院照核磁共振攝影（MRI）和X光，卻無異常，但他仍飽受疼痛之苦。重新檢查骨盆，才發現臀部肌肉增厚，肌肉周圍也看得到發炎反應，原來是增厚的肌肉壓迫到他的坐骨神經，引起疼痛。

　　這種症狀不只發生在經常駕駛的人身上，常坐在書桌前、習慣翹腳、喜歡斜坐在沙發上的人，都可能出現類似症狀。由於骨盆歪斜時，體重就會壓在身體的某一側，該側的臀部肌肉因承受過大壓力而受損，甚至變得緊繃；而緊繃和僵硬的肌肉會壓迫到穿過其間的坐骨神經，造成「坐骨神經痛」。

梨狀肌緊繃或增厚，間接壓迫到坐骨神經

　　臀部肌肉約有4層，其中坐骨神經穿過最內側肌群中，有名為梨狀肌的小肌肉；當梨狀肌緊繃或增厚時，就會壓迫到坐骨神經，使臀部甚至小腿後側發麻（圖1-46）。此外，梨狀肌附近的其他小肌肉增厚，也可能讓我們在坐著時，間接壓迫坐骨神經，引發類似症狀。

　　另外，運動時若有旋轉臀部關節的動作，例如：跆拳道的回旋踢、

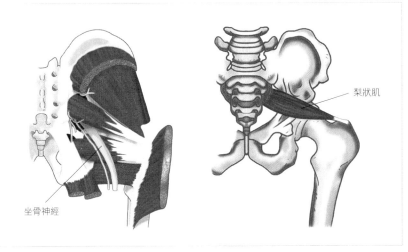

梨狀肌

坐骨神經

圖1-46：臀部肌肉示意圖。坐骨神經穿過最內側肌群中，名為梨狀肌的小肌肉；當梨
　　　　狀肌緊繃或增厚時，便會壓迫坐骨神經，導致臀部甚至小腿後側痠麻。

足球的弧線球等動作，都可能造成小肌群受傷或撕裂。一旦撕裂的肌群
癒合結疤而增厚，嚴重時就會發出碰撞的聲音。有時，大腿後側的肌肉
緊繃或受傷，也會間接造成臀部肌肉的負擔，以致產生痠麻症狀。

別把重量全壓在某一側，坐姿端正很重要

　　而最佳的改善方法，就是從日常生或做起，避免將體重施加在臀部
的某一側，而要平均分散重量，絕對不可翹腳。開車時，從坐上駕駛座
的那一刻起，務必注意不要斜一邊坐。

　　此外，久坐後請充分伸展臀部（圖1-47）；或用棍子等工具，按摩
搓揉緊繃部位紓緩（圖1-48）。

圖1-47：臀部肌肉伸展運動。兩個動作依序進行，左右各停留30秒，共做3次。

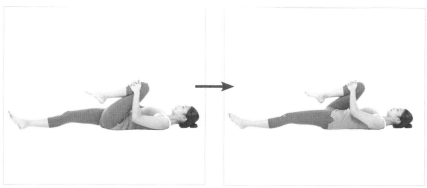

❶雙手抱住單腳膝蓋，拉近胸口，放鬆臀大肌。

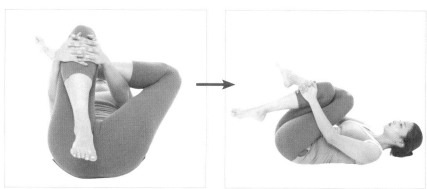

❷左腳放在右腳上，左手穿過左腳，抱住右膝，伸展梨狀肌。

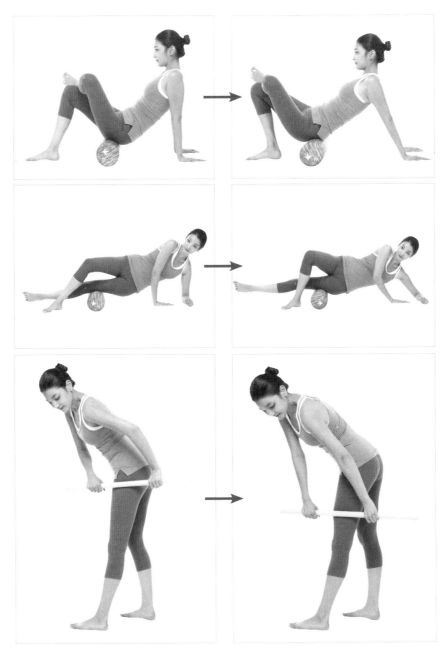

圖1-48:用滾筒與棍子按摩臀部與大腿,放鬆肌肉。

骨盆發出聲音？
肌肉摩擦或碰撞所致

許多人的骨盆都會發出聲音，例如提起腳再放下或轉身。雖然沒有伴隨疼痛，但是「發出聲音」，就是不正常的現象。

骨頭發出聲音，代表肌肉已增厚受傷

從骨盆傳出的聲音，大致可分為三種：骨盆前端、坐骨部位（臀部後端，坐著時會接觸到地板的部位）、骨盆兩側（圖1-49）。

骨盆前端發出聲音時，代表僵硬的肌肉碰觸髖骨。髂腰肌是從脊椎連接到至髖骨前側的大肌肉，長期久坐的人不常使用這塊肌肉，進而導致肌肉縮短變粗，而變粗的肌肉碰撞髖骨而受傷，最後因為逐漸僵硬而持續碰撞骨頭、發出聲音。這個現象經常發生在長期駕駛、長時間準備考試、操作電腦等久坐工作者。**若是坐骨部位發出聲音，代表臀部關節周圍的小肌群受到壓力而受傷增厚，**變厚的肌肉間彼此摩擦而發出聲響（圖1-50）。

而骨盆兩側的中臀肌和闊筋膜張肌，主要功能是讓我們維持平衡站立。然而當它們與突出的大腿骨相互摩擦，如上樓梯、由坐姿起身時，就會產生疼痛並發出聲音。此外，過度伸展以致撕裂骨盆肌肉時，破裂的肌肉在癒合過程中變硬，肌肉與骨頭碰撞也會發出聲音。

以上症狀，都可以藉由按摩與伸展運動，放鬆僵硬的肌肉（圖1-51），進而獲得改善。建議先進行按摩，再進行伸展運動。

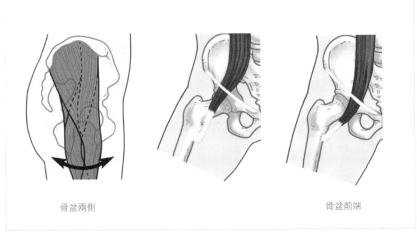

骨盆兩側

骨盆前端

圖1-49：從骨盆傳出的聲音大致可以分為三種：骨盆前端、坐骨部位（臀部後端，坐著時會接觸地面或椅面處）、骨盆兩側。

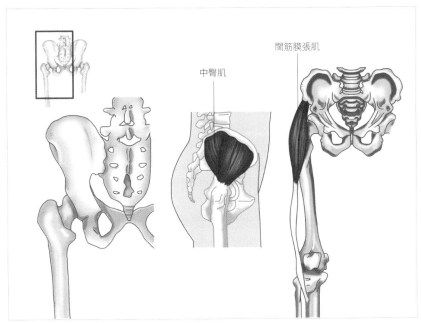

中臀肌

闊筋膜張肌

圖1-50：請摸摸看臀部兩側，你會發現有突出的骨頭，這裡就是中臀肌和闊筋膜張肌。

圖1-51：骨盆肌肉的按摩與伸展運動

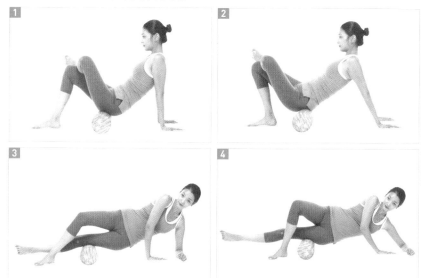

❶ 依序進行各伸展動作，左右分別停留30秒，共做3次。

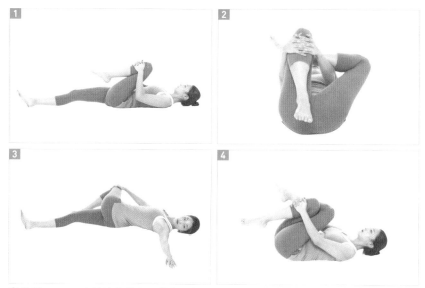

❷ 進行20～30次的滾筒按摩，放鬆臀部周圍肌肉。

移動骨盆就會痛？
因為薦髂關節錯位了

　　某位40歲左右的家庭主婦因為骨盆疼痛前來求診。她說久坐突然起身走動時，踏出第一步的瞬間，骨盆就痛起來；而且骨盆前後或左右轉動時，也會感到疼痛；嚴重時，骨盆後側的疼痛還會延伸至鼠蹊部。

　　在問診過程中，我找到這位主婦生活習慣中的問題點。她的興趣是閱讀，幾乎書不離手，而且看書時**經常翹腳，骨盆因此歪斜**。當骨盆歪斜時，脊椎與骨盆間的薦髂關節就可能錯位（圖1-52）。

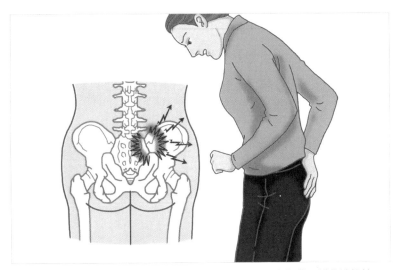

圖1-52：薦髂關節上有許多韌帶，且韌帶中布滿神經。當韌帶因錯位被拉扯時，就會疼痛。

　　薦髂關節原本是幾乎不會移動的關節，然而，若習慣斜坐，且持續施加不平均的力量於其上，薦髂關節就會「錯位」。薦髂關節上有許多韌帶，且韌帶中布滿神經。因此，當韌帶因錯位被拉扯時，就會產生疼痛。

另外，僵直性脊椎炎患者就是從薦髂關節開始發炎的，症狀起初發生於韌帶連接骨骼的部位，接著延伸至脊椎骨。這項病徵可以透過基因檢查確認，屬於類風濕性關節炎的一種。

薦髂關節錯位可以透過矯正治療，然而，治癒重點仍是平日需保持良好的姿勢。建議患者可以多步行，並進行骨盆運動（**圖**1-53）。

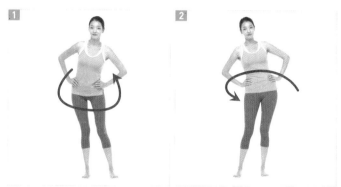

❶ 腰部放輕鬆，分別以逆時鐘和順時鐘方向繞圈。

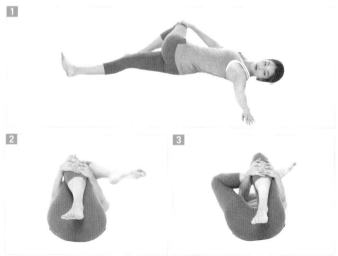

❷ 如圖所示，每個伸展運動各進行30秒，反覆共做3次。

圖1-53：薦髂關節矯正運動

坐著時尾椎疼痛？
因尾椎前彎受壓迫

就讀高二的金同學，說自己只要坐著，尾椎就會疼痛。金同學有駝背的習慣，坐著時，腰部會往後彎曲；在老人中心和朋友打牌的長輩們，也常抱怨尾椎疼痛的困擾，因為他們長時間以駝背姿勢，坐在質地硬的椅面或地板；另外，一位30多歲的小姐在溜冰時，不小心屁股著地摔跤後，尾椎就一直疼痛不止，因此前來求診。以上三位患者，都是因為尾椎壓迫，所造成的疼痛。

坐姿端正、腰背打直，讓尾椎保持前彎姿勢

正常的脊椎形狀，應該是脊椎骨往前彎曲、後側向內凹，如此，脊椎骨、椎間盤、關節、肌肉和韌帶才會感到舒適。然而前兩個案例，因駝背習慣，導致骨盆一起往後傾，使得尾椎直接接觸堅硬的椅面或地板，因而產生疼痛；這時，尾椎向前彎、遭到壓迫而疼痛，韌帶和肌肉也會感到痛楚。

除此之外，臀部著地摔跤的情況，也可能讓尾椎彎曲，造成骨頭和韌帶疼痛。矯正時，患者必須採取正確的坐姿，腰桿打直讓腰椎能夠成為前彎姿勢，並注意不要讓尾椎頂到椅面或地板。如果因為腰部無力而駝背時，可以採取膝蓋往下放的坐姿（圖1-54）。

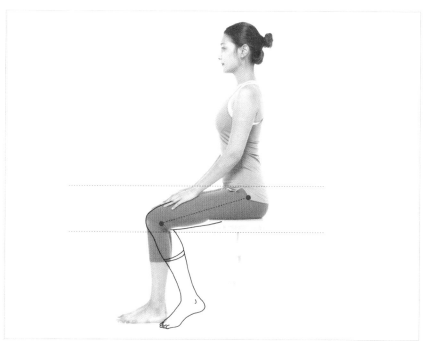

圖1-54：矯正治療時，患者必須採取正確的坐姿，腰背打直，讓腰椎能夠成為前彎姿
　　　　勢；此外，注意不要讓尾椎頂到椅面或地板。若因為腰部無力而駝背時，可以
　　　　採取膝蓋往下放的坐姿。

盤腿時雙腳麻痛？
肌肉過度伸展所致

　　我們的身體組織，會隨著活動而越來越柔軟，機能也會越來越好；相反地，如果不常使用它，該部位就會退化，進而僵硬。

　　因此，當我們已習慣坐在椅上，席地而坐的機會越來越少時，偶爾到一些需要盤腿而坐的餐廳或場合時，多數人會感覺不太舒適，甚至連腰部、背部都痛了起來。

腰臀後側容易抽筋或疼痛，表示肌肉僵硬

　　骨盆因盤腿坐而疼痛的部位，主要發生在骨盆的前端內側，因為大腿前端和內側的肌肉（圖1-55）不常使用，而導致其萎縮僵硬，再加上盤腿的姿勢讓肌肉過度伸展，引起抽筋和疼痛的現象。

　　除此之外，該肌肉也可能因運動而受傷。為此，若是腰部肌肉、臀部後側肌肉緊繃的人，當長時間盤腿而坐時，多半會覺得腰部或臀部後側有抽筋或疼痛的感覺。

　　想要紓緩此種不適疼痛，可以多按摩大腿前側和內側肌肉，並勤做伸展運動（圖1-56），便可有效改善。

圖1-55：（左圖）大腿內側肌肉；（右圖）大腿前側肌肉。

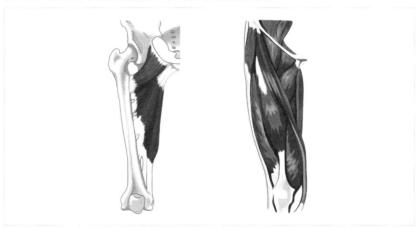

圖1-56：大腿前側與內側肌肉的伸展運動

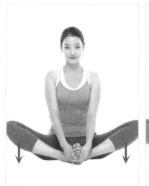 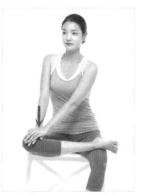

❶腳掌相對而坐，停留30秒。　❷手肘下壓伸展，停留30秒。　❸坐在椅上，右腳放在左膝上，以雙手對右膝施加壓力，停留30秒；接著，左右腳交替進行。

骨盆好像快斷了？
其實問題在「脊椎」

　　眾多求診的長輩中，有人會說「骨盆好像要脫離的感覺」；也有人說「環跳穴疼痛」（註：環跳穴位於臀部與大腿連接之處），尤其，這些現象主要發生在起身的時候。

　　這是脊椎狹窄症的前兆，嚴重時連走路都會疼痛，還會發生腿部麻痺的現象。脊椎狹窄症患者，其神經空間在坐姿時稍微變寬，但站立時卻又變窄，因此**起身時，神經空間變窄而讓神經受到壓迫**，進而引起「骨盆好像要脫離」的疼痛感。

臀部大肌群疲勞，使小肌群負荷過重而緊繃變粗

　　臀部肌肉共有4層，連接在關節上的肌肉是相當小的肌群，負責支撐臀部關節的軸部。萬一臀部外側的大肌群疲勞，就會使裡面的小肌群承受過重的負荷，它們可能因此緊繃且變粗。此時，除了引發骶骨疼痛外，疼痛感還可能延伸至大腿後側。因為大腿後側肌肉與髖骨相連，也與髖關節裡的肌群相連，因此，當髖骨內側肌肉緊繃，這些肌肉也會連帶緊繃。

　　至於改善的方法，可藉由臀部肌肉的伸展和按摩（使用棍子或滾筒），便能紓緩疼痛（圖1-57）。然而最重要的，是**平日多留意姿勢，尤其坐著時要能讓臀部兩側均勻受力**。

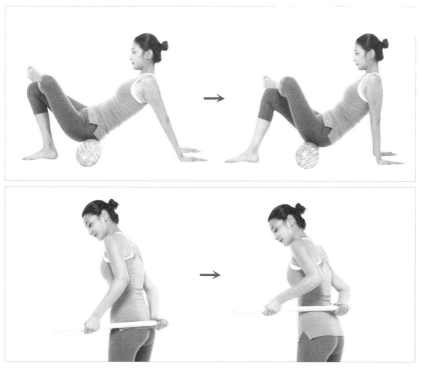

圖 1-57：當臀部內側的肌肉緊繃時，大腿後側肌肉也可能連帶緊繃。可藉由臀部肌肉
伸展或按摩（使用棍子或滾筒），放鬆僵硬肌肉，減輕疼痛。

大腿痠痛？
別讓肌肉負荷過重

　　某位40多歲的家庭主婦，把「爬樓梯」當做運動。某天，她突然感到大腿痠痛不已；另一位喜愛爬山的40多歲男子，也因大腿疼痛前來求診。

　　大腿，幾乎由肌肉所組成，因此大腿疼痛多半為肌肉痠痛。而大腿前側的肌肉為「股四頭肌」。當我們爬樓梯時，股四頭肌呈離心收縮而緊張，當超過負荷時，就會產生問題。此外，跳躍或突然快跑，也可能使肌肉拉傷。尤其，從事足球、籃球等經常需要轉換方向的運動時，若踢球或抬腿感到劇烈疼痛，就要懷疑是不是肌肉撕裂。

　　大腿後側的肌肉叫做「大腿後肌」，當我們爬樓梯、跑步中突然停下、站立轉身時，若超出大腿後肌原本的負荷範圍，也會產生疼痛。

爬樓梯並非好運動，可能傷及肌肉和關節

　　我不建議大家以「爬樓梯」運動，因為這可能讓肌肉受傷，也會讓關節承受過大的壓力。用手觸摸大腿前後側，若發現有突起且按壓時會疼痛，可藉由按摩和伸展運動來紓緩（圖1-58、圖1-59）；亦或身體靠牆，將膝蓋彎曲30～40度後再伸直，反覆進行15次，每日訓練3遍，如此，就可讓肌肉變得結實不易受傷；另外，使用健身房的腿部推舉運動時，膝蓋的角度請保持20～30度左右，以免施力過重受傷。

圖1-58：使用滾筒按摩，放鬆大腿肌肉，重複進行20～30次。

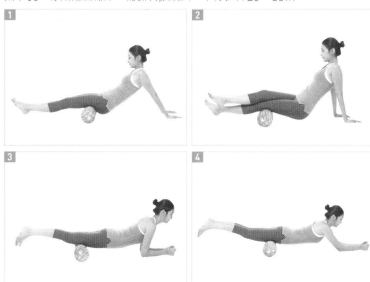

圖1-59：利用椅子進行大腿肌肉伸展運動。

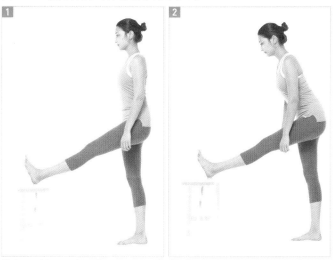

❶如圖所示，將腰背挺直，身體　❷前傾至可以承受範圍，停留30
　自然前傾，腰部請勿彎曲，停　　秒。反覆進行❶和❷的動作，
　留30秒。　　　　　　　　　　　共做3次。

運動後臀部疼痛？
小心滑囊發炎

　　骨盆，扮演上半身和下半身的界線，以及身體軸心的角色。例如，我們走路時，便是以骨盆為中心，區隔上下半身而活動。

　　臀部與腰部、腿部、腹部的肌肉連接，而這些圍繞臀部的肌肉有4層，以肌腱的型態與骨頭連接。因為經常活動，所以肌腱和骨頭間、肌肉和肌肉間、肌腱和肌腱間，非常容易產生摩擦；一旦摩擦增加，就會使組織間互相碰撞而發炎；這個道理就像搓雙手時會發熱一樣。

滑囊的存在，是為了降低組織間的摩擦

　　然而，身體有一種裝著滑液的滑囊，能降低這種摩擦。滑囊存在於肌肉和肌肉、肌腱和骨頭、肌腱和肌腱之間，其作用為減輕組織間的摩擦，而**當滑囊作用到極限的時候就會發炎，也就是所謂的「滑囊炎」。**

　　滑囊發炎，聽起來十分陌生，而臨床上卻不乏這種病例，尤其在勞動者和運動員之間最為常見。此外，近幾年走路或跑步等健身運動逐漸盛行，骨盆疼痛患者也跟著越來越多。如果運動後突然感覺到臀部疼痛，便有可能是滑囊炎。

　　雖然這種疼痛不是大病，只要減少工作量和運動量便能改善，但也不可就此忽視。因為一旦發炎慢性化後，滑囊很可能使周遭組織產生沾黏，影響其他部位。

長年關節炎？
成因多是軟骨骨折

相信各位一定常聽到「軟骨磨損」這個詞，但大概很少聽過軟骨骨折；軟骨竟然會骨折？

一位40多歲的女病患接受了一年的關節炎治療，腫脹的問題仍未獲得改善，雖然疼痛感減輕，但關節卻仍十分僵硬、活動不靈光。即使照了X光，醫生只說是關節炎第1期，很快就會痊癒；然而，她還是覺得不舒服，於是前來我的診所。

在問診過程中，我發現一項重要的線索：她在一年前曾經踩冰滑倒過，膝蓋重重地摔在冰板上，當時只痛了2、3個小時，因此不以為意；後來某次因電梯故障，爬了10層樓梯，從那之後，膝蓋便開始持續疼痛不止。

照了核磁共振攝影（MRI）後發現，她的關節軟骨出現骨折現象，也就是軟骨有裂縫；而此問題的肇因，是一年前受傷的膝蓋，難怪她會一直感到劇烈的疼痛。當時軟骨因為受到撞擊而破裂，**裂縫小的時候，疼痛並不明顯，這是因為軟骨不容易感受到痛覺**；然而，之後爬樓梯這個劇烈動作，使裂縫增大，進而加速惡化，引起強烈疼痛。

軟骨骨折可治癒，須做肌力強化運動保護膝蓋

當軟骨骨折時，最重要的是強化肌力，以保護膝蓋。此外，也請盡量避免走路等需要承受體重的動作，建議可配戴護具，分散體重的壓力。

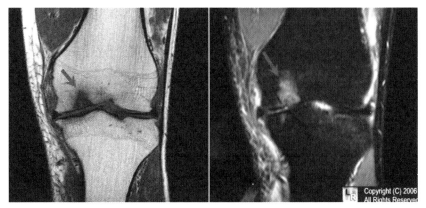

圖1-60：關節軟骨骨折的核磁共振攝影（MRI）照。

　　儘管近來的震波治療、自體血漿注射治療或使用幹細胞的治療方式，已經可以完全治癒軟骨骨折；不過我認為最重要的，莫過於多做肌力運動，從內而外徹底改善，才是長久之計。

膝蓋前側疼痛？
髕骨肌腱發炎所致

　　當膝蓋疼痛時，多數人會聯想到關節炎，不過**關節炎引起的疼痛，通常發生在膝蓋內與膝蓋內側**。如果疼痛主要發生在膝蓋前側，就可能是髕骨肌腱炎（圖1-61）。

　　當髕骨肌腱受傷，從事登山、爬樓梯、跳繩、打羽球和打籃球等運動時，膝蓋的前側就會疼痛。此外，當膝蓋以彎曲的狀態支撐體重時，也會感到疼痛，例如：上下樓梯或跳躍時，膝蓋前側的肌腱承受巨大的負荷而發炎等，都有可能發展成「髕骨肌腱炎」。

肌腱發炎需小心處理，以免淪為慢性痛症

　　肌腱一開始對痛覺不太敏感，因此初期多半覺得休息時會痛，運動時稍微減輕，但運動完又繼續疼痛。由於症狀時好時壞，所以一般人多不會太在意，然而，當肌腱的病症出現時，問題就更嚴重了。

　　肌腱病症是指肌腱長期發炎，讓肌腱有細微的龜裂又再次腫脹；在此過程中，肌腱增厚並喪失既有功能，此時肌腱就會持續腫脹疼痛；當它發展為慢性疼痛時，治療就會變得相當困難。

　　另外，膝蓋內側的下方也有肌腱，叫做「鵝足肌腱」（圖1-62），這條肌腱是大腿內側的大腿後肌的延伸。當膝蓋處於彎曲狀態而進行旋轉動作時，就會帶給此肌腱壓力。長期下來使得肌腱發炎，成為「鵝足肌腱炎」，提高治癒的難度。因此，一旦感到膝蓋疼痛時，請務必多加

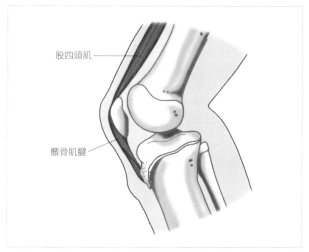

圖1-61：膝蓋前的髕骨肌腱示意圖。髕骨肌腱受傷時，若從
事登山、爬樓梯、跳繩、打羽球和打籃球等劇烈運
動，膝蓋的前側就會疼痛。

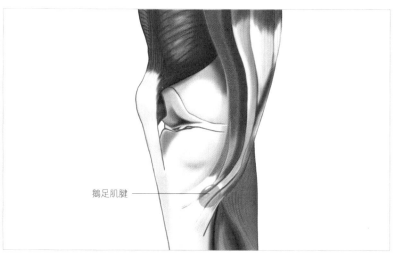

圖1-62：鵝足肌腱示意圖。這條肌腱是大腿內側的大腿後肌的延伸。當膝蓋處於
彎曲狀態，而進行旋轉動作時，就會帶給此肌腱壓力。長期下來，就會
使肌腱發炎，造成「鵝足肌腱炎」。

留意,以免引發更嚴重的病症。

早期發現可治癒,請按壓痛處並按摩,適度減少運動

任何疾病都一樣,早期發現就可以治癒。由於肌腱炎在早期不易發現,因此只要出現一次疼痛後,就建議平常多按壓疼痛處,確認狀況。如果按壓時會感到疼痛,就代表是肌腱炎。

關於治療方法,建議按壓疼痛部位,並塗抹消炎藥膏,且每天按摩3次,每次10分鐘,力道為稍微有點痛的程度。另外,將膝蓋稍稍彎曲站立1分鐘,每天反覆進行20次。然而最重要的就是休息,並減少運動和可能導致疼痛的動作。

淺談退化性關節炎

　　退化性關節炎對許多人而言，是可怕的病痛。膝蓋變粗、變形；別說跑步，連走路都十分困難，帶給生活極大的困擾與不便（圖1-63）。然而，關節炎真的這麼可怕嗎？不，只要在關節疼痛發生的初期妥善治療，我可以自信滿滿地向各位保證：「絕對可以治癒！」

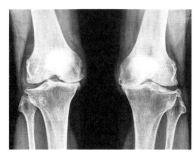

圖1-63：膝蓋中有兩種軟骨，分別是包覆骨頭的關節軟骨，以及骨頭和骨頭之間的半月軟骨。關節炎是關節軟骨發生問題所引起，從軟骨磨損開始，甚至會進一步損傷至骨骼。

◆當膝蓋關節軟骨磨損，必須強化膝蓋的肌力

　　膝蓋有兩種軟骨，分別是包覆骨頭的關節軟骨，以及骨頭和骨頭之間半月形的半月軟骨。關節炎是關節軟骨發生問題所引起，其病症大致上可分為三期：第一期可完全治癒；第二期若能仔細照料，生活便無大礙；第三期則需要接受手術治療，但手術後未必能消除疼痛。

　　而治療退化性關節炎的方法，除了注射軟骨重建針，亦有震波治療與運動治療。因為不容易痊癒，所以治療方式相當多樣，然而，我認為運動療法是最重要，也是最有效的療法。

　　其中，以強化膝蓋周圍肌力的運動，其改善效果最佳。因為，**當肌肉變得有力，施加在關節上的衝擊就會被肌肉所吸收，讓關節得以自然治癒**。事實上，我們身體有自我治癒的力量，只要早期發現，提

早防護，就能在疼痛初期康復，甚至百分之百痊癒。

◆利用按摩與伸展，鍛鍊膝蓋關節後側的肌肉

強化肌力的方法很簡單。首先，將膝蓋打直並用力下壓，維持5秒後，休息10秒再繼續；每天若能反覆進行100下，就能充分強化肌力（圖1-64）。

此外，在膝蓋彎曲的狀態下，使膝蓋、大腿前側、小腿用力，也有不錯的強化效果。以上運動，不論站著、坐著或躺著時都能做，請務必多加進行（圖1-65）。另外，當膝蓋往外側變形時，可以施力讓膝蓋往內推，既有助於阻止腿部變形，也能減輕膝蓋的疼痛。

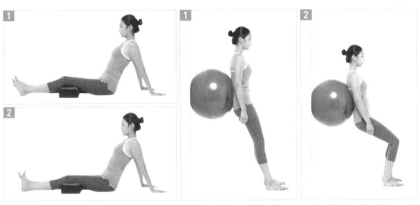

圖1-64：將毛巾或枕頭墊在膝下，膝蓋打直往下壓，停留5秒後，休息10秒。一次請連續做10下，共3回。

圖1-65：將球放在牆壁和身體間，雙腳稍微往前站些，讓膝蓋彎曲約30～40度後再伸直，反覆進行此動作數次。

穿高跟鞋扭傷，疼痛不止？
表示韌帶已被撕裂損傷

　　膝蓋中的重要韌帶大致有4條，分別是：內側副韌帶、外側副韌帶、前十字韌帶、後十字韌帶（圖1-66），其中以內側副韌帶和前十字韌帶最為重要。事實上，幾乎所有的韌帶受傷都發生在「承受體重的狀態下，膝蓋往內側轉動」的瞬間。

韌帶負責穩定膝關節，突如其來的強大衝擊就會受傷

　　韌帶負責固定骨頭和骨頭，當膝蓋轉動時會拉開甚至撕裂韌帶。一般而言，韌帶多半是在突然受到強大衝擊時受傷；也有可能因為長期的壓力而導致韌帶鬆弛。或者，老一輩的務農者，因長期粗重、彎腰、跪地等工作，也會嚴重耗損他們的軟骨和韌帶。至於其他可能受傷的原因則有穿高跟鞋扭到膝蓋、突然轉動膝蓋而扭傷、摔倒扭傷膝蓋等。

　　韌帶疼痛很難區別，大致上是一種「刺痛」的感覺，撕裂的那一瞬間，通常會感受到「啵」的一聲。基本上，如果肌肉不夠強健，或肌肉柔軟度差，身體只要稍微承受壓力，就非常容易傳遞至韌帶，進而受傷；反之，若肌力充足或柔軟度佳，韌帶就不容易受傷。換言之，當我們的柔軟度變差而使關節變得僵硬時，很容易導致韌帶受傷。

　　為此，預防韌帶受傷的最佳方法，就是提升肌力，並強化肌肉與關節的柔軟度。

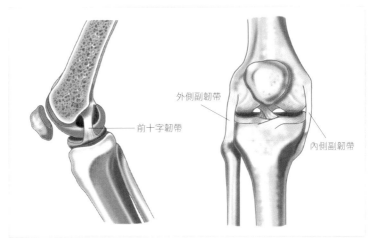

外側副韌帶

前十字韌帶

內側副韌帶

圖1-66：（左圖）前十字韌帶；（右圖）內、外側副韌帶。
　　　　膝蓋中重要的4條韌帶，包含內側副韌帶、外側副韌帶、前十字
　　　　韌帶、後十字韌帶，其中以內側副韌帶和前十字韌帶最為重要。
　　　　韌帶受傷幾乎都發生在「承受體重的狀態下，膝蓋往內側轉動」
　　　　的瞬間。

登山、運動時，
膝蓋扭傷腫痛，疼痛不止？
半月板錯位、破裂所致

　　膝蓋中有兩種軟骨，分別是關節軟骨和半月軟骨（圖1-67）。半月軟骨的外形像一道彎月，因此而得名，又稱為「半月板」，在膝蓋內外側各有一片。關節軟骨和半月軟骨的作用，皆是吸收膝關節的衝擊，並提供關節養分，同時使之更柔軟，行動更靈活。

　　因此，半月軟骨在支撐體重的狀態下，**當膝蓋左右轉動或扭擰時，便可能發生半月板錯位而破裂**。膝蓋往內側轉時，可能使內側半月板破裂；往外側轉時，可能使外側半月板破裂。因此，登山、運動、背重物轉身等需要使用下肢的動作，都可能因大幅扭轉而傷害半月板。

　　至於，半月板破裂則是較為嚴重的傷害，會伴隨著組織腫脹；然而，因為軟骨沒有神經組織，所以初期不容易察覺，待破裂的周遭組織發炎時，才會感覺疼痛，而這時多半已非常嚴重，通常都無法轉動膝蓋了。

退化、勞損、撞擊、關節炎，都會導致半月板破裂

　　我們的雙腳每天行走，而半月板就如同一張紙，日積月累地被施加壓力；即便是微小的衝擊，只要反覆不斷施加，紙張也會損壞，最後形成退化性半月板。一旦半月板退化，骨骼之間就會相互碰撞、摩擦，進而發炎，使膝蓋腫脹而疼痛。此外，也有患者的半月板是在已磨損的狀

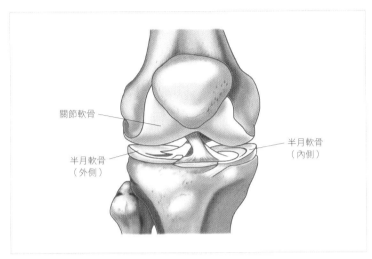

關節軟骨

半月軟骨
（外側）

半月軟骨
（內側）

圖1-67：關節軟骨和半月軟骨。關節軟骨和半月軟骨的作用，皆是吸收膝
關節的衝擊，並提供關節的養分，同時使之更柔軟，行動靈活。

態下，又遇到突如其來的撞擊，以致完全破裂。

　　當半月板受傷時，請務必配戴護具，且盡可能不要讓膝蓋承受重
量，並進行強化膝蓋肌力的運動。如果有腫脹問題，可以用冰敷、抬
腳、壓迫等方式處理。此外，多進行肌力運動對於膝蓋軟骨損傷也有幫
助，除了能協助快速恢復，也能預防軟骨受傷。

認識滑囊炎

　　「滑囊炎」這個名詞，大家可能相當陌生；首先，讓我們認識什麼是滑囊。滑囊是一種內含滑液的的囊狀結構，其主要功能是讓經常摩擦或肌腱通過骨頭的部位，如足跟、膝蓋、臀部、手肘和肩膀等，減少碰撞和壓力，進而達到緩衝、潤滑作用。當這些滑囊發炎時，輕則疼痛，重則影響關節。因此，經常被誤診為關節炎。

　　事實上，滑囊炎通常會伴隨關節炎一起發生，因為關節腫脹變粗，多半都與滑囊腫脹、增厚有關。然而，關節炎也有可能是關節其他部位發炎，與滑囊無關。

　　相較之下，單純的關節炎較容易治癒，疼痛感也較輕；反之，滑囊炎的疼痛感相當劇烈，且需要花費更長的時間治療。

◆膝蓋腫脹不是小問題，拖延會變成慢性關節炎

　　其實關節炎是「複合性」的疾病，而非單一部位的症狀。首先，關節軟骨連接骨頭的部分因受到壓力而引起發炎，致使軟骨受到破壞。然而，由於軟骨沒有神經組織，初期不太能感受疼痛，因此也不易被發現；然而當問題逐漸嚴重，發炎現象就會擴展至滑囊，引發滑囊炎而腫脹，進而使關節裡的韌帶和其他周圍組織受積水影響，使發炎症狀更為嚴重。如果持續置之不理，將來很可能連帶使骨骼損壞，無法治癒。

　　不僅如此，因為關節炎削弱了我們的關節功能，且因疼痛和腫脹，使得膝蓋無法正常施力，以致膝蓋的活動量減少、肌力下降；而弱化的肌肉無法有效支撐關節，使關節更容易耗損，陷入惡性循環。

因此，如果因關節炎而出現膝蓋腫脹，請務必積極治療。萬一錯過最佳治療時機，病情就會更加惡化，使關節耗損，完全失去功能。

◆輕微疼痛卻沒腫脹時，需要運動治療而非吃藥

為此，一旦膝蓋出現腫脹情形，代表發炎症狀非常嚴重，務必妥善處理。首先，建議在運動或活動後冰敷，並將腳抬高；若腫脹情形嚴重，可用彈性繃帶纏繞膝蓋，施加壓力30分鐘後再鬆綁，每天重複3～4次，便可有效消腫。此外關節腫脹時，配戴護膝也是不錯的方法，可待消腫後再解開護具，進行肌力強化運動。

許多人關節疼痛時，會服用消炎止痛藥，當然，若正確適量服用，的確有助改善；然而，若胡亂投藥，那就有害了。那麼，什麼樣的症狀需要服藥呢？一般而言，當膝蓋出現腫脹情形，就表示關節嚴重發炎，必須服藥，因為消炎止痛可以減輕疼痛，以讓我們持續日常的活動；反之，如果只是膝蓋輕微疼痛沒有腫脹時，你更需要的是運動療法，而不是吃藥。

因為隨意服用消炎止痛藥，會讓你誤以為疼痛減輕，就是關節炎好轉，如此治標不治本的作法，只會讓關節炎更加惡化。最正確的治療作法，是以運動為主，止痛藥為輔，才能徹底根治。

膝蓋外側疼痛？
因髂脛束摩擦所致

大一新鮮人陳同學，因為膝蓋外側疼痛前來求診。他從小熱愛跑步，然而某天開始，他只要一跑步，膝蓋外側就痛；爬樓梯時，疼痛感更為劇烈。我仔細檢查他的膝蓋，發現是呈現往外彎的「O型腿」。

髂脛束起於骨盆，再經過大腿骨突出的外側，連接至膝蓋外側。當**臀部肌肉中臀肌和闊筋膜張肌（圖1-68）僵硬時，或因O型腿而使外側相對緊繃時，韌帶就會於膝蓋外側和骨頭相互摩擦發炎。**

最簡易的治療方法，就是塗抹消炎藥膏，再進行按摩或伸展，將臀部連接大腿的肌肉和韌帶徹底拉開；亦可進行膝蓋往內貼緊的運動（圖1-69）。此外，減少活動量，也是重點之一。

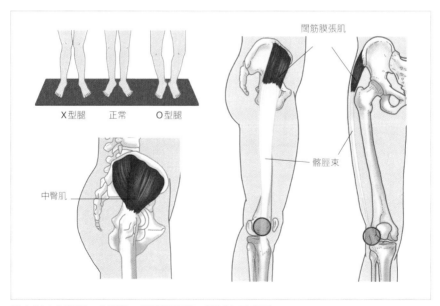

圖1-68：O型腿、中臀肌、闊筋膜張肌、髂脛束示意圖。

圖 1-69：有效減輕髂脛束疼痛的按摩和伸展運動

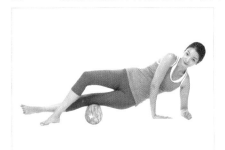
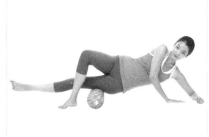

❶ 利用按摩，搓揉大腿外側緊繃的肌肉，反覆做20至30次。

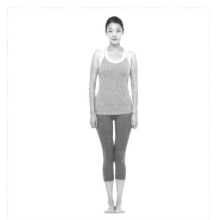
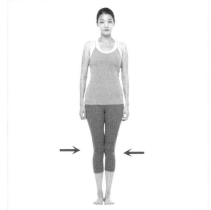

❷ 站直後膝蓋向內推，感覺膝蓋正在互相按壓。

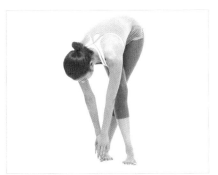
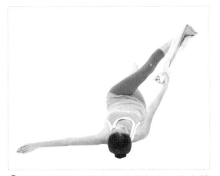

❸ 站姿，雙腳交叉，雙手交疊彎腰，讓雙　❹ 將毛巾掛在左腳上，膝蓋打直，往身體
　 手碰觸後方腳掌。　　　　　　　　　　　　內側拉近。

小腿後側痠痛？
當心阿基里斯腱發炎

　　一位20幾歲的年輕女孩，因小腿後側疼痛前來求診。她覺得自己的小腿很粗不好看，所以曾接受整型外科的瘦小腿手術，但術後只要稍微走一下，就會感覺相當疼痛，造成生活相當大的困擾；一名櫃姐，因為平日工作所需，總是穿高跟鞋，某天難得換上運動鞋，卻也出現小腿痠痛的症狀，甚至連腳後跟也疼痛。

　　此外臨床上，我也遇過許多喜歡跑步、打籃球、踢足球的人，經常抱怨小腿痛、阿基里斯腱疼痛等問題。

一旦阿基里斯腱發炎，小腿就會有向上緊縮的疼痛感

　　小腿肌肉是由3條大肌群組成：外側左右各1條，內側1條；小腿肌肉與阿基里斯腱相連，連接至腳後跟。腳後跟每天負責承受行走的壓力，因此阿基里斯腱非常容易因疲勞緊繃，進而變得僵硬、受傷。

　　上述個案，因曾動過瘦小腿整型手術，移除部份肌肉，以致小腿肌肉變短、脆弱；脆弱的肌肉無法承受疲勞的壓力，因而緊縮、僵硬，使小腿疼痛，為了分散壓力，也會帶給腳後跟阿基里斯腱不少的負擔。

　　至於需要穿高跟鞋工作者，我建議3公分以內的高度最適合；若高於3公分，就會壓迫阿基里斯腱，使之緊繃；不僅如此，小腿肌肉也會受到拉扯、變形，可能導致阿基里斯腱進一步發炎惡化。這就是為什麼鮮少穿平底鞋的人，一旦走太久，便會感覺阿基里斯腱疼痛的原因。**由**

於經常穿高跟鞋，造成小腿肌肉和阿基里斯腱已經逐漸變短，突然換穿平底鞋時，小腿肌肉和阿基里斯腱就會被拉扯，以致疼痛。

若你長期有小腿肌疼痛或往上緊縮的感覺時，可能就是因阿基里斯腱負荷過大，而出現「阿基里斯腱炎」。此外，我們偶爾會覺得運動時小腿肌緊繃，此時如果突然感到疼痛且聽到「啵」的一聲時，就要懷疑是不是肌肉破裂了。這種狀況常發生在天氣冷、肌肉僵硬、沒做好充分的暖身就開始進行跑步的運動時刻。為此，平常保養時，必須多按摩小腿肌肉，並伸展阿基里斯腱（圖1-70、圖1-71）。

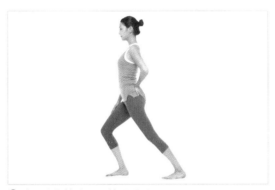

❶ 後腳完全伸直，可伸展腓腸肌。

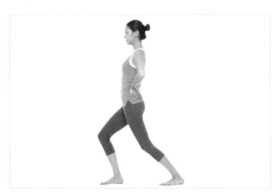

❷ 後腳稍微彎曲，可伸展比目魚肌。

圖1-70：雙腳前後跨開，後腳跟貼地，前腳膝蓋彎曲，充分伸展後腳小腿肌肉。

圖 1-71：小腿按摩與伸展運動，可預防阿基里斯腱發炎。

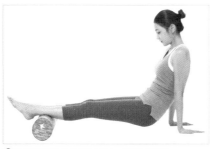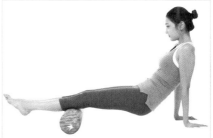

❶ 將滾輪放在小腿下方，滾動 30 次。

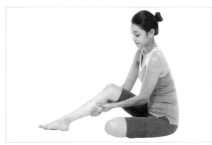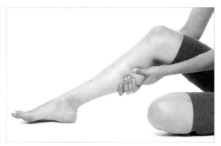

❷ 用雙手按摩小腿。

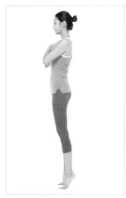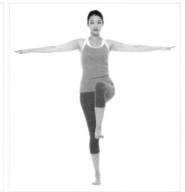

❸ 反覆踮起腳尖 20～30 次，強化小腿肌肉。

❹ 單腳站立訓練平衡能力，停留 1 分鐘，再換邊以相同方式進行。

扭到腳踝，
腫脹疼痛不止？

　　某位30多歲的男子於3個月前扭傷腳踝，雖有腫脹、疼痛的感覺，但是因為3天後，疼痛感消失，因此他不以為意，繼續走動和跑步；1個月後，他的腳踝居然嚴重腫痛至無法行走。另外，一位20多歲的女性，因穿著高跟鞋扭到，腳踝發出「喀」的一聲，並出現腫脹現象；然而過了1週後，腫痛仍未見消減，尤其按壓時更痛得受不了。

　　以上兩位患者的共同問題，就是出現「併發症」。當腳踝扭傷而腫脹時，若不趕緊消腫，腫脹部位便會以發炎型態，持續僵硬化，如同混濁的積水般腐敗。換言之，若沒有立即處理發炎的細胞，使之消腫，就會產生慢性發炎，這時候按壓會出現疼痛，走路會變得更腫、更僵硬。

扭傷腳踝時若出現腫脹，需留心照顧4週以上

　　人們常誤以為，腳踝扭傷的疼痛減輕，就代表痊癒；然而事實並非如此。當受傷的部位尚未痊癒，又因忙碌的生活而像平常一樣繼續活動，腳踝便無法承受負荷，就會進一步惡化。基本上，腳踝扭傷的第一時間，若沒有出現「腫脹」，屬於第1度扭傷，引起併發症的機率就比較低；然而，若受傷之初就出現腫脹情形，就屬於第2度以上的扭傷，容易出現併發症，需特別小心留意。

　　第1度扭傷，是指韌帶鬆弛或未滿25%的韌帶纖維撕裂，這類狀況，只要做好冷敷和保護，通常在1週內可迅速復原。而第2度以上的

扭傷，表示有50%以上的韌帶撕裂，**因此韌帶癒合需要約4週的時間。雖然疼痛感會在2週內紓緩，但生理上的完全康復，則需更長的時間。**換言之，這時只要再有一點點扭傷，就會讓傷口惡化並破壞組織，還可能出現組織增厚、發炎慢性化等併發症與後遺症。

　　因此，當我們扭傷腳踝而出現腫脹時，至少要休息4週以上，減少腳踝的活動。為此，建議冰敷腫脹的腳踝，或用彈力繃帶綑緊，進行短時間的壓迫，使腫脹盡快消除（圖1-73）。而當出現後遺症時，例如天氣轉換的疼痛等，可以一邊塗抹消炎藥膏，一邊用手指進行按摩。

強化腳踝肌力，有助預防再度扭傷

　　腳踝曾經受傷的人，其腳踝會變得更脆弱，因此，建議可以做訓練腳踝的肌力運動（圖1-72）。最簡單的方法，就是維持單腳站立1分鐘，每天做10次；請務必強化腳踝肌力，以防再次受傷。

　　很多病患告訴我，即使沒有腳踝腫痛的症狀，扭到後仍覺得不安心，經常懷疑自己是不是再度扭傷了。的確，扭傷後的腳踝確實處在不穩定的狀態，除了腳踝韌帶尚未完全癒合外，另一個原因，則是腳踝韌帶的神經尚未恢復。

　　腳踝有本體感覺神經，可以感受到自己的位置和動作。若此處的神經尚未恢復，我們就無法感受到腳踝的位置，平衡感也會降低，使得踏出的步伐不穩定。然而，此處神經的恢復速度相當緩慢，因此當我們出現第2度韌帶受傷時，就算已經不痛，仍必須訓練本體感覺神經的機能（圖1-74），使其恢復至最佳狀態。

圖1-72：腳踝肌力強化運動

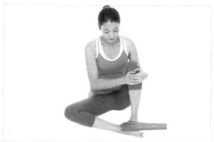
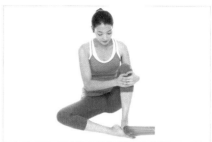

❶ 彈力帶扣於單腳內側，轉動腳踝，使拇趾向內彎。

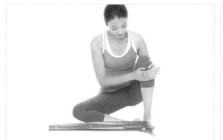
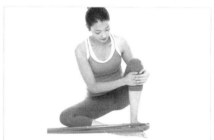

❷ 彈力帶扣於單腳外側，轉動腳踝，使小趾往外彎。

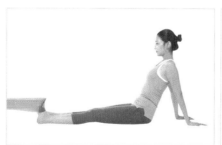
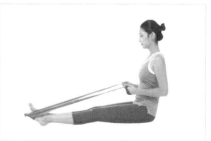

❸ 彈力帶扣於腳背，腳踝向內彎，使拇趾朝向膝蓋。

❹ 彈力帶扣於腳底，彎曲腳趾，使腳踝向前彎曲。

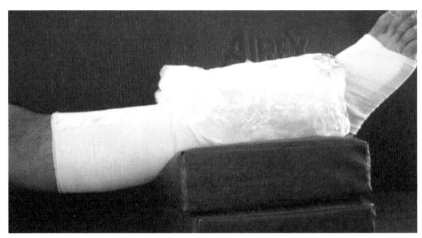

圖1-73：用繃帶綑緊腫脹部位，並將冰塊敷於腳踝上，有助快速消腫。

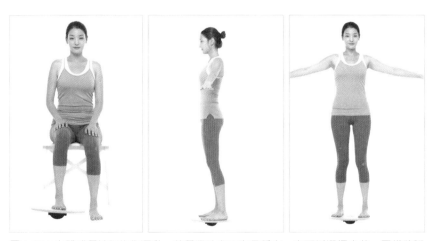

圖1-74：本體感覺神經恢復運動。若覺得站立不容易穩定，也可以選擇坐著，同樣將腳
　　　　置於板子上，保持平衡勿晃動。而若能站立時，則可試著站立並保持平衡，每
　　　　次維持1分鐘，共做5次。

腳底痛和腳跟痛？
足底筋膜或阿基里斯腱發炎

　　腳跟可分為後側和底部。腳跟後側與阿基里斯腱相連，此處疼痛多是阿基里斯腱發炎或受損所引起；若是腳跟底部連接足底筋膜的部位疼痛，則可能是「足底筋膜炎」。症狀嚴重時，兩部位可能同時疼痛。

　　此外，長期步行、穿著無法固定足部的拖鞋或塑膠鞋，會成為「功能性扁平足」，使足底筋膜鬆弛，進而使連接至骨頭的筋膜部位發炎，長期惡化之下，會使足底筋膜變粗和疼痛。

足弓塌陷，肌肉、筋膜、肌腱就得承受巨大壓力

　　雙腳承受身體全部的體重，其負擔非常大。尤其當我們長時間站立或行走時，會感覺腳底板痠，甚至感到疼痛。疼痛會出現在後腳跟、腳底中段或前腳掌。足部有個稱為「足弓」的構造——將腳平放於地板，往內側看，能看見腳和地面有個弓形空間；因腳的骨頭構造呈現弓形，因此取名為足弓。

　　這個弓形構造相當強韌，能承受跳躍動作所帶來的衝擊。然而，再強韌的足弓，如果反覆施予巨大的力量，足弓也會逐漸塌陷，一旦塌陷，問題便出現了。

　　位於足弓骨頭底部的肌肉、筋膜、肌腱負責支撐足弓，當足弓塌陷時，肌肉、筋膜、肌腱所承受的壓力就更大，進而出現鬆弛現象（圖1-75），甚至發炎受傷。足弓塌陷的現象，就是所謂「功能性扁平足」，

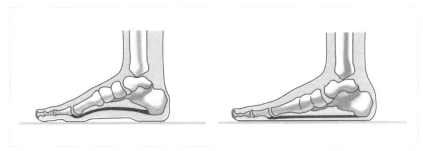

圖 1-75：（左圖）正常足部；（右圖）扁平足。

而肌肉疲勞所致筋膜發炎稱為足底筋膜炎、肌腱發炎則是肌腱炎。

　　一般而言，我們所說的扁平足，是指先天構造上無法形成足弓的情形。扁平足所引發的問題，嚴重到無法服兵役、不太能跑步或腳踝不穩定，但長期適應後，對日常生活而言並無大礙。

　　問題出在非構造性扁平足的人，卻有了功能性扁平足。這時，包含腳底和腳踝、阿基里斯腱、小腿骨、膝蓋都會承受更大的壓力，形成構造的扭轉現象（圖 1-76），因此腳踝附近容易引起肌腱炎、阿基里斯腱炎、膝蓋疼痛；運動選手則可能發生腳趾疲勞骨折、小腿疲勞骨折、骨盆疼痛等現象。

　　另外，除了扁平足，也有所謂「高足弓」（圖 1-77），其因模樣類似麻雀形狀，又俗稱「麻雀腳」；本症患者的足弓提高，很容易引發足底筋膜炎；因體重過度負荷於足部前後，可能導致發炎性的疼痛。

　　若你有扁平足或高足弓困擾，建議使用能支撐足弓或分散體重的醫療用鞋墊，協助矯正（圖 1-78），亦可藉由按摩足底筋膜，紓緩筋膜的發炎症狀，也能預防筋膜變粗。此外，透過足弓形成運動，也有助足弓的塑型（圖 1-79）。

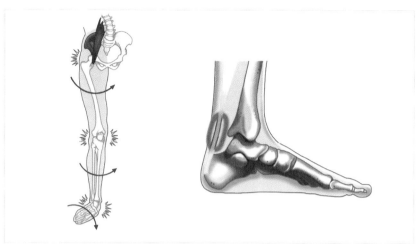

圖1-76：（左圖）腿部的彎曲構造；（右圖）阿基里斯腱炎。

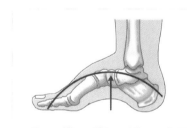

圖1-77：足弓異常提高，使身體重量
過度負荷於足部前後。

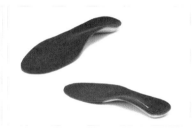

圖1-78：醫療用鞋墊：可支撐足弓，
有助於扁平足的矯正。

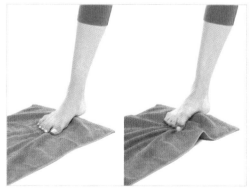

圖1-79：將毛巾置於地面，用
腳趾練習抓住毛巾，
鍛鍊足弓的肌力。

拇趾外翻且變粗？
恐關節囊發炎所致

　　女鞋的鞋頭通常是尖的，高跟鞋更是如此，穿久了，拇趾會漸漸往其他腳趾的方向彎曲，如此，身體重心越往前傾，拇趾關節就會承受更大的壓力，而這就是所謂的「拇趾外翻症」（圖1-80）。本症患者以女性居多，這是因為男鞋鞋頭通常較寬，較少出現拇趾外翻的情形。

拇趾外翻嚴重時，必須開刀矯正

　　拇趾外翻主要彎曲在關節部位，而該部位包覆關節的關節囊變得鬆弛並產生發炎現象，若置之不理，發炎久了會使組織腫脹、增厚。

　　本症可配戴護具矯正（圖1-81），然而最好的方法是盡量避免穿尖頭、高跟的鞋子。此外，嚴重時必須開刀，並藉由運動把拇趾往外推回原位，若能再配合足弓形成運動（圖1-79），矯正效果會更顯著。

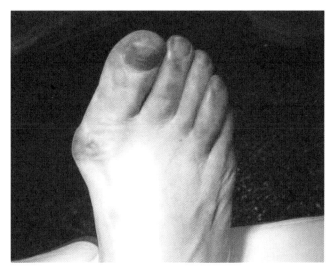

圖1-80：拇趾外翻症。長期穿高跟鞋等尖頭鞋，身體重心越往前
　　　　傾，拇趾就會越往其他腳趾的方向彎曲。

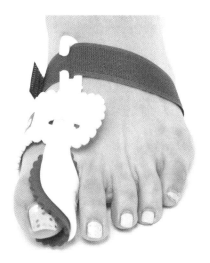

圖1-81：矯正護具穿著範例。預防拇指外翻的最佳方法，是盡量避
　　　　免穿尖頭、高跟的鞋子；若拇趾外翻過於嚴重時，則必須
　　　　開刀矯正。

腳趾發麻？
多與神經與肌腱變粗有關

　　長時間穿尖頭鞋或硬質又完全合腳的鞋，使腳趾長時間被擠壓，就會壓迫腳趾間的神經，使之發麻。足部的神經主要遍布於腳趾頭的側邊，因此往側邊擠壓的腳趾，就會壓迫到旁邊的神經，在神經部位引起發炎，最後導致神經變粗，此這種症狀又稱為「莫頓氏神經瘤」。

　　此外，腳趾發麻還有另一原因。在形成足弓且支撐體重的腳底前側，有連向腳趾的肌腱，當這些肌腱被壓迫時，也會出現發炎和變粗的問題；一旦變粗的肌腱被觸碰時，就會產生發麻的症狀。若是肌腱所引發的問題，建議平常多按摩腳趾，可紓緩變粗的神經和肌腱。

　　鞋子的種類很多，有配合腳型的鞋，也有外型好看但機能不佳的鞋款。尤其是後者，鞋底幾乎是平的、沒有足弓設計，鞋後跟也很軟，穿久了，容易造成功能性扁平足，引起疼痛。（圖1-82）。**機能不佳的鞋款會帶給腳底肌腱更多的負擔，腳趾也更容易緊貼，而壓迫肌腱和神經。因此，選擇有足弓支撐設計的鞋子，才是保護雙腳的好鞋。**

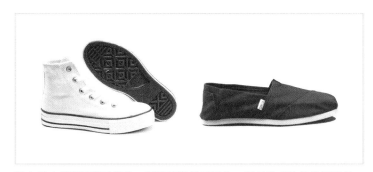

圖1-82：機能不佳的鞋款，其鞋底通常是平的，容易造成功能性扁平足。

下巴疼痛或僵硬？
咀嚼肌疲勞所致

　　有時，我們吃完魷魚絲等偏硬、難以嚼碎的食物後，會覺得下巴疼痛或僵硬，這種現象大部分是咀嚼食物用的肌肉出問題。此肌肉稱為咀嚼肌（圖1-83），因其在反覆使用之下，出現肌肉疲勞，並緊縮痠痛。

　　若肌肉長期緊縮就會發生沾黏，進而相互碰撞發出「喀」的聲音。甚至，顳顎關節盤也會出問題，嚴重時甚至會引起頭痛。而改善方法，則是藉由按摩咀嚼肌的動作，紓緩疼痛（圖1-84）。

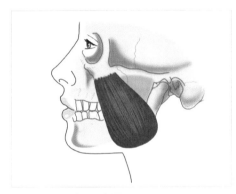

圖1-83：咀嚼肌示意圖。

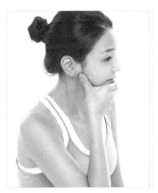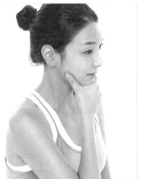

圖1-84：用拇指按摩咀嚼肌的前後部位。

全身痠疼，苦不堪言？
其實是「肌肉痛」

　　肌肉痠痛，幾乎每個人都曾經歷過，且症狀各不相同，諸如肩膀痠、腰痛、小腿僵硬、身體沉重、渾身不對勁、四肢發麻、覺得肩膀上背了千斤重物那麼沉、血液循環不暢通等。事實上，上述這些問題，多是由「肌肉」所產生的症狀。

肌肉會左右人體的狀態，肌肉脆弱，人就虛弱

　　事實上，肌肉骨骼系統的疼痛幾乎都是從肌肉開始。（圖1-85）

　　肌肉是藉由收縮產生力量、做出動作，並吸收衝擊以保護骨頭和關節，同時也是儲存能量的部位。肌肉是一個需要大量血液循環且佈滿神經的組織，因此只要好好訓練肌肉，身體就會健康；換言之，肌肉的狀態能左右人體的狀態。因為，當肌肉萎縮時，便會拉扯骨頭和關節，使血液循環不良、受阻；同理，若肌肉無法吸收衝擊，能量不足，也會使我們的身體狀態越來越差。

肌肉僵硬時，小神經的樹突將被刺激而喚起痛感

　　此外，肌肉上有許多可以感受疼痛的小神經，當肌肉緊繃或因緊張而僵硬時，就會刺激這些小神經的「樹突」而感到肌肉疼痛。不僅如

此，肌肉若長時間處於僵硬，便會變得更粗、更硬，甚至纖維化。

　　肌肉相當敏感，當受到壓力或精神緊繃時，肌肉也會跟著緊張。例如：肌肉疲勞時，身體會失去力氣，為此，肌肉必須施加更多力，使我們正常活動，如此反而讓肌肉變得更緊張。

　　此外，當關節發炎或疼痛時，為了保護關節，肌肉的緊張程度也會加劇，例如我們常說的「神經性」疼痛，就是指肌肉緊張所帶來的症狀；而關節炎患者會覺得膝蓋前後的肌肉緊繃疼痛，也是相同的道理。

肌筋膜疼痛症候群，是長期姿勢不良或壓力所致

　　肌筋膜疼痛症候群，是一種因肌肉、肌腱長時間且重複地過度使用，而引起的疼痛症候群，其激痛點是肌肉。按壓時可發現繃緊的肌束，有時甚至能感覺疼痛往周邊擴散。這個症狀，主要發生於姿勢不良、睡眠不足、壓力大的時候。

　　至於疼痛部位，常出現於後頸部肌肉、頸部和肩膀間的上斜方肌與胸鎖乳突肌、肩胛骨周圍的棘上肌和棘下肌、腰兩側的腰方肌、臀部附近的臀肌和梨狀肌、大腿後側的大腿後肌等處。

　　此外，當發燒或天氣不佳時，也可能出現肌肉發麻、沉重感或疼痛等現象。以下將介紹身體較容易感到疼痛的肌肉部位，及其改善方法。往後，若各位遇到相同疼痛問題時，不妨試著以按摩、伸展、強化肌力的方式，排解疼痛，就不用每次感到身體疼痛不適時，急著吃止痛藥了。

圖1-85：容易發生肌肉疼痛的主要部位

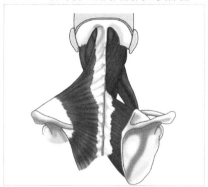

▲後頸部肌肉

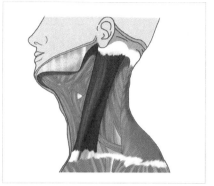

▲頸部與肩膀之間的上斜方肌和胸鎖乳突肌

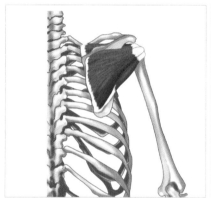

▲肩胛骨周圍的棘上肌和棘下肌

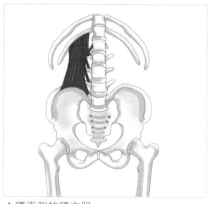

▲腰兩側的腰方肌

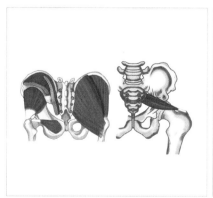

▲臀部附近的臀肌和梨狀肌

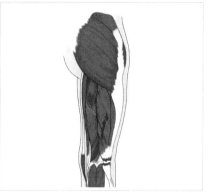

▲大腿後側的大腿後肌

頸部的肌肉痠痛

頸部肌群從後腦杓的髮際線開始，連接至背部、肩膀和鎖骨。當這些肌群緊縮時，可能引發頸部疼痛和頭痛。至於連接肩膀部位的肌肉，則會使肩膀緊繃、抽筋 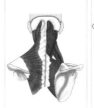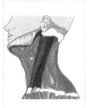 和痠痛，轉動肩膀時發出聲響，甚至抽筋。另外，從耳朵後方到鎖骨的胸鎖乳突肌若緊縮，可能發生頸椎關節錯位，進而產生「頸椎關節炎」。

改善和治療方法

按摩	〈後頸部〉	〈頸部兩側〉	〈胸鎖乳突肌部位〉
伸展運動		〈頸部兩側〉	〈頸部前後〉
肌力強化運動		〈頸部肌肉等長運動〉	

肩膀、肩胛骨的肌肉疼痛

連接肱骨和肩胛骨的肩關節中,以肩膀旋轉肌,特別容易因緊繃而變得脆弱;一旦此肌肉緊繃,會使肩關節晃動,造成肌腱撕裂、受傷。此外,亦會限制肩關節的活動範圍,進而引起五十肩等症狀。

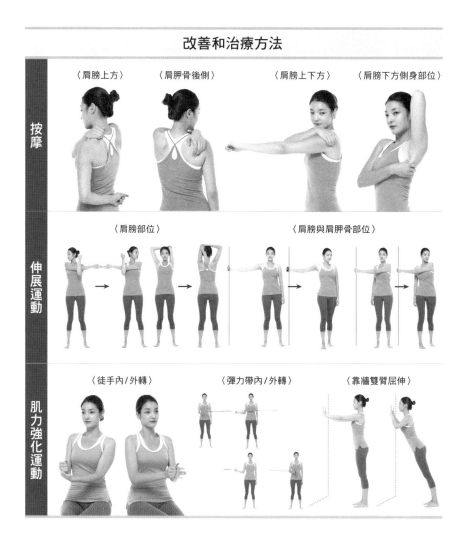

改善和治療方法

按摩

〈肩膀上方〉　〈肩胛骨後側〉　　〈肩膀上下方〉　〈肩膀下方側身部位〉

伸展運動

〈肩膀部位〉　　　〈肩膀與肩胛骨部位〉

肌力強化運動

〈徒手內/外轉〉　　〈彈力帶內/外轉〉　　〈靠牆雙臂屈伸〉

頸部的肌肉痠痛

頸部肌群從後腦杓的髮際線開始，連
接至背部、肩膀和鎖骨。當這些肌群緊縮
時，可能引發頸部疼痛和頭痛。至於連接
肩膀部位的肌肉，則會使肩膀緊繃、抽筋

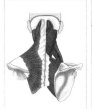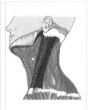

和痠痛，轉動肩膀時發出聲響，甚至抽筋。另外，從耳朵後方到鎖骨的
胸鎖乳突肌若緊縮，可能發生頸椎關節錯位，進而產生「頸椎關節炎」。

改善和治療方法

按摩	〈後頸部〉	〈頸部兩側〉	〈胸鎖乳突肌部位〉
伸展運動	〈頸部兩側〉		〈頸部前後〉
肌力強化運動	〈頸部肌肉等長運動〉		

肩膀、肩胛骨的肌肉疼痛

連接肱骨和肩胛骨的肩關節中，以肩膀旋轉肌，特別容易因緊繃而變得脆弱；一旦此肌肉緊繃，會使肩關節晃動，造成肌腱撕裂、受傷。此外，亦會限制肩關節的活動範圍，進而引起五十肩等症狀。

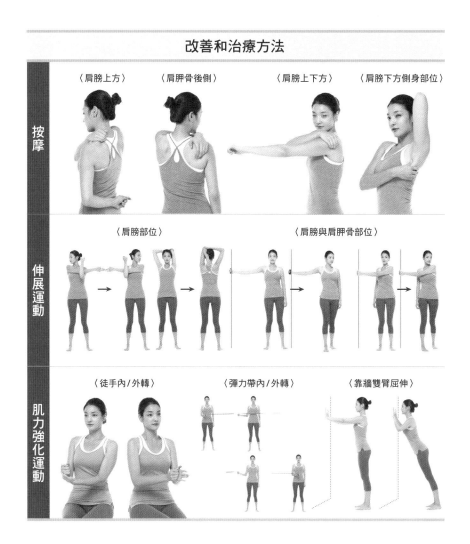

腰部和背部的肌肉疼痛

當支撐腰背脊椎的肌群，因姿勢不良、工作過勞等壓力，導致肌肉緊縮時，腰背脊椎的關節就會歪斜，進而引發脊椎關節炎。

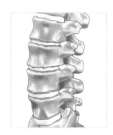

▲ 出現關節炎的脊椎

改善和治療方法

按摩	〈背部〉	〈腰部〉	〈腰側部位〉
伸展運動	〈腰背部〉	〈體幹部位〉	〈腰部〉
肌力強化運動	〈超人運動〉	〈橋式運動〉	〈屈膝仰臥起坐〉

臀部、骨盆的肌肉疼痛

當臀部肌肉緊縮時，緊縮的肌肉就會壓迫到通往臀部的坐骨神經，產生疼痛感，延展至腿部的「坐骨神經痛」。此外，臀部肌肉緊縮，會使腰部運動受到限制，成為腰痛的原因之一。

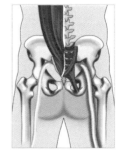

▲緊縮的臀部肌肉，壓迫坐骨神經。

改善和治療方法

按摩	〈臀部〉	〈臀部〉	〈骨盆前/內側〉
伸展運動	〈骨盆內側〉	〈臀部〉	〈梨狀肌部位〉
肌力強化運動	〈向上抬腿〉	〈側面抬腿〉	〈髖關節內/外旋轉運動〉

大腿肌肉的疼痛

　　大腿前側肌肉緊縮時，會引發膝蓋肌腱疼痛和關節炎；內側肌肉緊縮時，則會引發骨盆疼痛；後側肌肉緊繃會使膝蓋彎曲，使膝蓋後方出現疼痛現象；外側肌肉緊縮時，會產生髂脛束疼痛，並使膝蓋活動時發出聲響。

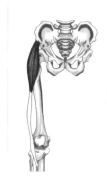

▲疼痛發炎的髂脛束

改善和治療方法

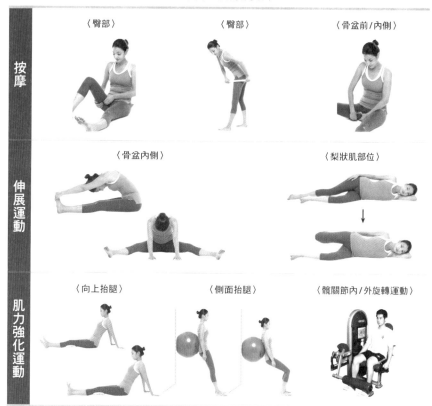

按摩　〈臀部〉　〈臀部〉　〈骨盆前/內側〉

伸展運動　〈骨盆內側〉　〈梨狀肌部位〉

肌力強化運動　〈向上抬腿〉　〈側面抬腿〉　〈髖關節內/外旋轉運動〉

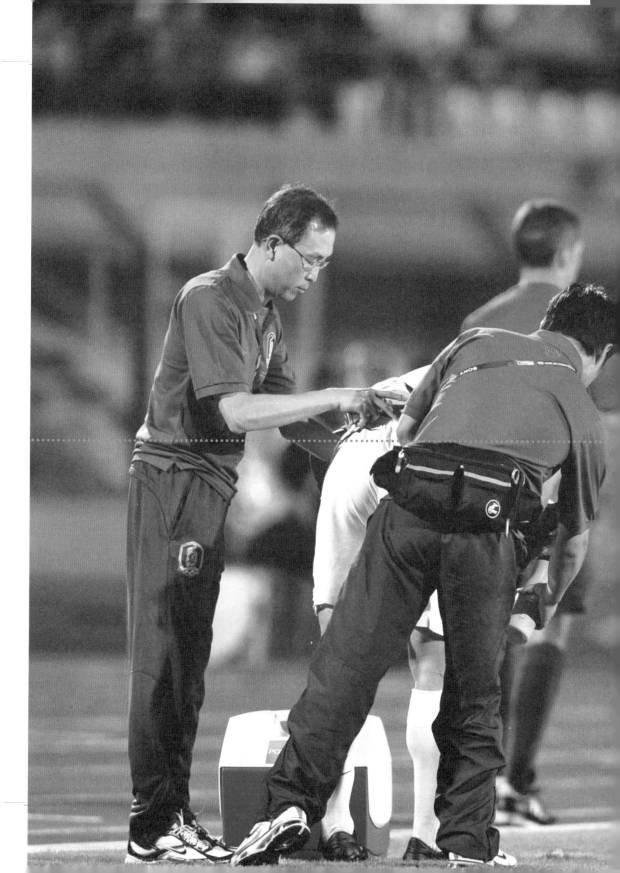

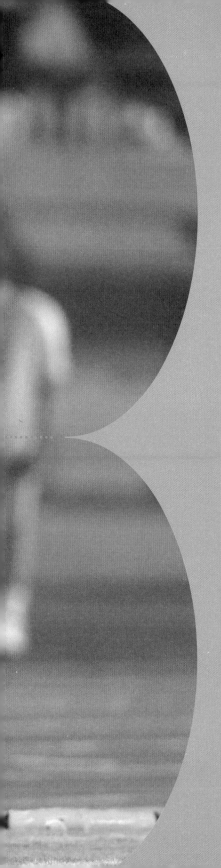

Part 2

瞭解各種運動屬性，即能有效避免受傷

12個常見運動傷害
與預防方法

運動過度，有害健康

　　集古人智慧的經典《明心寶鑑》中提到：「人生中，失去金錢只是失去了一小部分，失去名譽是失去了大部分，而失去健康則一無所有。」這段名言佳句，精簡地道出健康的重要性。

　　維持健康生活的方法中，有個類似「中藥房的甘草」般不可或缺的東西，那就是運動。運動不但能維持健康，還可以培養興趣、善用閒暇時間，因此成為一股流行風潮。

　　運動的種類非常多樣，最具代表性的國民運動如棒球、與自己孤獨奮戰的馬拉松、受青少年歡迎的籃球、可擁有一身好身材的健身運動，以及高爾夫球、羽毛球、游泳、溜冰和自行車等。

◆ 受傷部位和運動屬性有關，事先了解運動就能預防傷害

　　運動時，很難完全避免運動傷害，其屬於肌肉骨骼系統的傷害，主要為腳踝、手腕、肩膀拉傷等。此外，支撐關節與骨骼的韌帶受損時，也會出現疼痛症狀。受傷部位和運動種類有很大的關聯性；因此，想減少運動傷害，必須先對該項運動有所了解。

　　此外，請牢記「過猶不及」這句話。選擇適合自己身體狀況的運動有益健康，反之，超出能力範圍的運動，就是有害健康。為此，**開始運動前，一定要仔細認識該項運動，其強度是否符合自己的體能**；另外開始運動前，請徹底做好熱身運動，將緊張與萎縮的肌肉慢慢地舒展開，讓身體做好準備進入運動的狀態。

足球　提升基礎體力，預防腳踝扭傷

　　足球是風靡全球的運動；在各類運動社團中，足球社團總是特別活躍，而運動傷害也最常發生。

　　從1996年起，我加入大韓足球協會醫務科委員會，擔任足球代表隊的主治醫師。我參加過上百回的A級代表隊、奧運代表隊等各級代表隊的比賽，和這些選手同甘共苦。在我擔任代表隊主治醫師期間，曾遇過2位因運動傷害所苦的選手，至今依舊難以忘懷。

踢足球前，必須有計畫地鍛鍊基礎體力

　　當時，眼看世界盃決賽就要到了，李同國和郭泰輝這2位選手，卻因突然的運動傷害而不得不放棄夢想。

　　李同國是我歷屆治療過的足球選手中體格最好的一位，不論是體力、身材比例和體態都相當完美。然而，他在2006年4月K聯盟仁川戰準備控球時，右腳膝蓋扭傷，導致十字韌帶破裂，他夢寐以求的德國世界盃出戰心願也就此落空。

　　不幸同樣降臨在郭泰輝身上。有「得分後衛」美譽的郭泰輝在南非世界盃轉地訓練，於奧地利與白俄羅斯進行熱身賽時，他與對方選手為了爭奪空中球而墜落，摔傷了膝蓋。他的左腳膝蓋內側韌帶撕裂，因此無緣進軍南非，只能孤單地坐上飛回韓國的班機。

　　足球是意外受傷變數很大的運動項目。做為主治醫師的我，比賽進

馬拉松　沉迷於跑者愉悅，而忽略身體損傷

　　馬拉松是最原始的運動，也是有效預防肥胖的有氧運動和全身性運動。與其他運動相較之下，馬拉松的學習過程不複雜，每個人都能輕鬆上手。只要有慢跑鞋和慢跑衣，隨時都可以在方便的地點起跑。也正因為這樣的便利性，近年馬拉松運動越來越受歡迎，跑者數量遽增。然而，當我們沉浸於馬拉松的魅力時，便容易忘記身體正逐漸受損，特別是那些馬拉松成癮者。

　　最近有位年近40的上班族車先生，因足部疼痛前來求診。車先生為了健康，而參加公司的馬拉松同好會，並開始養成慢跑習慣。這項運動不需花太多錢，而且流汗之後會感到無比舒暢。因此，車先生逐漸愛上馬拉松帶給他的成就感和奇妙的喜悅感。

　　起初他從5公里開始跑，然後10公里、半程馬拉松，最後還跑完8次的全程馬拉松。跑步時，雖然出現輕微疼痛，但他告訴自己「很快就會好，只是一點點不舒服而已」，置之不理，繼續跑下去。直到某一天，他的腳突然出現劇烈疼痛，甚至無法正常行走。

大腦會分泌腦內啡，讓跑者亢奮並忘卻痛苦

　　經過精密檢查，確認車先生是足底筋膜炎和脛骨疲勞骨折。

　　慢跑時，每踏一步就會對足弓產生壓力，使足弓產生塌陷的傾向，因此容易使足底筋膜發炎。而足弓塌陷將影響腳趾肌腱，進而引發腳趾

肌腱炎，導致小腿必須承受更大的壓力；而連接於脛骨上下的肌群，因緊張而使脛骨歪斜，因而產生脛骨疲勞性骨折。

如果在跑步時感覺到小腿疼痛，按壓時也會感到痛楚，就必須懷疑是疲勞性骨折。早期不容易透過 X 光檢測，必須接受進一步的骨骼掃瞄，才能確實檢查。

此外，在治療過程中，我從車先生身上發現所謂「跑者的愉悅」（runner's high）這個強烈的上癮症狀。**跑者的愉悅，是指在馬拉松最痛苦的35公里區間時，我們的大腦會分泌一種叫做腦內啡的物質，它能讓我們忘卻痛苦，並帶給我們幸福感。**而這就是讓車先生忘卻疼痛，繼續向前跑的原因。

慢跑不只會造成腿部痠痛，更常引發膝蓋疼痛。慢跑時，體重加壓在膝蓋上，使關節軟骨磨損，而軟骨受損可能引發關節炎。另外，慢跑時可能出現膝蓋前側疼痛的現象，這是因為膝蓋的肌腱——髕骨肌腱負荷過重，也可能進一步發展為髕骨肌腱炎。肌腱炎的特性，就是在跑步前會疼痛，跑步過程中不痛，跑完又繼續痛起來。很多人會以為跑步才會好，卻不曉得病情其實越來越惡化。為此，比起全程不停往前跑，我建議可設定休息時間，短暫按摩小腿和大腿部位（**圖2-2**）。

另外，可能因慢跑而受傷的部位還有半月板，半月形的軟骨會出現磨損（退化）或破裂的狀況，但並不很常見。

瞭解自己的身體狀態，切勿盲目跟從流行跑步

因跑步而使髂脛束肌腱受傷時，膝蓋外側也會感到疼痛。髂脛束是從大腿外側連接到膝蓋外側的肌腱，這個組織和骨骼相碰撞就會產生痛

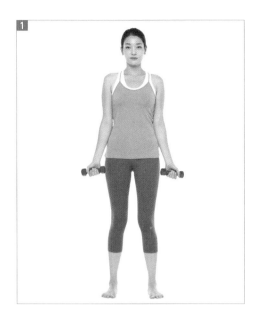

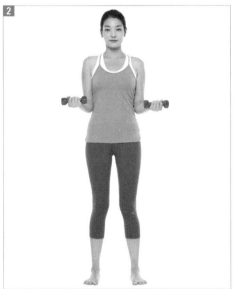

圖2-7：雙手手持啞鈴或水瓶，手掌朝上，彎曲
　　　　手臂，反覆進行15～20次，提升基礎
　　　　肌力。

自行車 小心扭傷與擦傷，以及婦女病

　　騎自行車，是大量耗氧的運動，能提升心肺能力、強化心臟與呼吸功能。只要心肺機能發達，就能提升血液的涵氧量、降低血壓與脈搏，為此，非常推薦高血壓患者從事這項運動。不僅如此，騎自行車所消耗的能量很大，有助於瘦身，其減肥效果是走路的2倍，對女性朋友而言，也是不錯的運動選擇，然而，若長久以錯誤的姿勢騎乘，可能導致婦女疾病，不可不慎。

　　我的學弟是位自行車運動愛好者。只要到了週末，他就會騎著自行車到郊外享受自然風光。他認為騎自行車，是維持健康的最佳運動，因此，他帶著妻子一起騎車。然而，在騎乘幾次之後，他的妻子突不想騎了，追問之後才發現，原來長時間騎車，導致陰道炎等婦女病而疼痛。

　　然而，他仍希望妻子可以與他一同享受騎車的樂趣，於是請我給他一些建議。我告訴他，**有此問題的女性，多半是因為騎乘了不符合骨盆結構的自行車坐墊和過長的上管（腳踏車車架最上端的橫管，連接前管和座管）所致。**

　　大部分的自行車是配合男性的身形所製造，上管對女性而言相對過長；當上管太長時，手臂必須用力伸長去抓把手，使恥骨用力壓在坐墊前端，因而引發外陰部疼痛與浮腫。此外，長期坐在坐墊上，可能導致女性的會陰部潰爛，以及男性的副睪炎。因此，我建議學弟幫妻子將自行車坐墊前端的角度稍微往下傾，且避免長時間騎乘。

籃球 多肢體碰撞，留意急性肌肉損傷

籃球，興盛流行於 1980 至 1990 年代；尤其日本超人氣漫畫《灌籃高手》，更帶出一波籃球高潮，使籃球成為全民普及的熱門運動之一。

雖然與用腳踢的足球相比，用手拍的籃球較少見嚴重的運動傷害，但小傷卻非常多。20 多歲的上班族朴先生是個籃球狂，每週三下班後就拎著運動服和籃球鞋前往附近的體育館打球。另外，也參加籃球社團，只要有小組比賽，就算有喝酒聚會也二話不說推掉，絕不錯過任何一場賽事。然而，身為大前鋒的他為了和對手搶籃板，在跳躍落地時扭到腳踝，韌帶因此受傷。另一個案例是大學生吳同學，他在校際籃球比賽中，為了阻擋對方射籃而傷到手指韌帶。

以上兩個案例，都是籃球運動中常見的受傷，而籃球運動傷害大致上可以分為急性受傷和慢性受傷。

急性受傷需立即處理，以免產生後遺症

急性受傷是最常見的，包括破皮的裂傷、骨折、韌帶受傷、脫臼、肌肉受傷等。

其中，裂傷經常發生於與對手碰撞的時候，主要是由於和對方的手肘、膝蓋、頭部相撞，而使眼睛、嘴唇附近留下傷口；而骨折發生的原因，也與裂傷相似，常見的是鼻骨骨折、腳踝和手腕骨折。

而韌帶受傷是在跳躍時落地不穩所致，常見的傷害有腳踝韌帶和手

指韌帶受傷；尤其是腳踝韌帶部分，不只會發生在一般人身上，連專業選手也經常碰到這個問題。膝蓋往內轉時，前方十字韌帶也會受傷，並且常伴隨著膝蓋內側副韌帶和內側半月軟骨連帶受損的情形。

此外，阿基里斯腱發炎，是在跳躍落地過程中承受過大壓力而發炎疼痛。瞬間施加於腳踝和阿基里斯腱的力量過大，常導致阿基里斯腱發炎和破裂。而腰部在進行大幅度的旋轉動作時，也可能引起疼痛症狀。脫臼（關節錯位）主要發生在手指和肩膀部位，尤其防守型選手比攻擊型選手更容易發生。

「肌肉受傷」常見於籃球此種快速激烈型的運動中，由於選手有許多肢體碰撞，因此若是柔軟度不足的肌肉，在瞬間強力收縮、衝撞的過程中，就非常容易造成肌肉撕裂傷。

相較於急性受傷，慢性受傷則多半是因為訓練過度，以及長期使用肌肉或關節所產生的勞損；包含跳躍次數過多，造成膝蓋部位的髕骨肌腱發炎、大腿肌肉衰弱或肌肉不均衡所引起的髕骨關節症候群、肌肉萎縮等傷害。

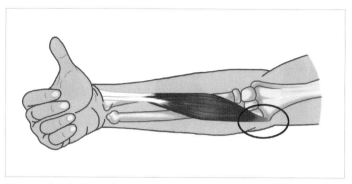

圖2-9：高爾夫球肘示意圖。擊球時，肌腱處於被拉長的狀態，球桿接
觸地面使得衝擊施加至肌腱上，將導致肌腱發炎，嚴重時可能
會撕裂肌腱。

除了內側手肘，外側手肘、膝蓋、腳踝也容易受傷

若疼痛感出現在左邊或右邊外側手肘上，就可能是因錯誤的揮桿姿勢所致。尤其，左手手腕過度的曲腕（上桿時手腕往肩膀方向彎曲的動作），或是在手腕折曲的狀態下做曲腕動作、右側手腕在送球時過度彎曲，手肘外側肌肉在被拉長的狀態下，又受到外力衝擊，便會出現手肘外側疼痛的現象。

然而，當高爾夫球實力達到中上程度後，擊球準確度提升的同時，擊球習慣可能帶給手腕過度的衝擊，再加上反覆的轉腕動作（roll over），使手腕的肌腱互相摩擦，而引發肌腱炎。倘若置之不理，肌腱因而變粗、發出摩擦聲，也會造成疼痛。

另外，高爾夫球也會帶給膝蓋衝擊，但並不常見。如果揮桿速度非常快，或失去平衡而使身軀轉幅過大，便可能造成膝蓋韌帶和半月板的損傷。送球時，腳踝若沒抓好重心，左腳腳踝可能因轉動而傷到韌帶。

過度用力握把，可能造成板機指，手指難以伸直

40多歲的高爾夫球新手卞先生，因為手指劇烈疼痛而來求診。他因朋友介紹而接觸高爾夫球，由於下意識地用力抓緊握把導致手指疼痛。事實上，這幾乎是所有高爾夫球新手，都會發生的疼痛現象。我認識某位業餘高爾夫球選手在他的球鞋上用奇異筆寫了「HP MS」，說是「放鬆、低頭」的意思，聽得我捧腹大笑。這句話對打高爾夫球的人來說，真是耐人尋味。打球的時候如果肩膀用力，手指活動的肌肉也會跟著使力，不知不覺讓手指承受過度的負擔。

手和手指是高爾夫球揮桿的基礎，過度用力握住手把時，左手無名指和小指彎曲的肌腱就會用力過度，超出負荷的結果就是造成「扳機指」的症狀。有扳機指困擾的人，彎曲手指後很難伸直，有時，打完高爾夫球後的隔天早上也會發現手指僵硬，嚴重時還有手指腫脹的問題。

另外，對於經常曲腕的職業球員來說，拇指關節互相撞擊而使關節遭磨損的手指關節炎並不常見，但還是有可能發生。

下半身的平衡很重要，強化肌力是關鍵

在維持桿面方正的動作中，上桿頂點與收桿動作都會讓左右骨盆變得緊繃。為了避免桿面不方正而揮出曲球，我們會施力於骨盆，這個狀態會讓骨盆肌肉出現疼痛與損傷，嚴重時還有可能產生撕裂傷，此疼痛現象較常發生於左側骨盆。而當我們為了打遠而用力過猛時，骨盆外側肌肉，也會因承受過度的壓力而引發疼痛。

投球要用全身的力量，而不是手臂的力量

　　棒球較常出現疼痛的部位，是肩膀和腰部。在肩膀方面，投手朝捕手投球時，會造成肩膀旋轉肌的負擔。投球時，**曲腕到送球是一系列快速的連環動作，可能導致附著於肱骨的旋轉肌肌腱鬆弛，或摩擦而受傷發炎並產生疼痛**。嚴重時，可能會讓肩盂唇軟骨破裂。因此，做投球動作時，請務必使用全身的力量來投球，以分散肩膀所承受的力量，減少肩膀的傷害。

　　相反地，如果只用手臂投球，一定會使肩膀疼痛。若仔細觀察宣銅烈和崔東源選手的投球方式，可以看得出來他們是用全身的力量投球。因此就算投球次數再多，他們還是可以躋身於頂尖投手行列之中。

　　至於打者則經常出現腰部損傷的情形，因打擊時扭轉脊椎和骨盆而受傷，這與高爾夫球的情況類似，會對脊椎關節、韌帶、肌肉和椎間盤造成過度負荷。

　　棒球守備位置中，最辛苦的是捕手，除了護具本身有重量之外，還要保持蹲姿，因此膝蓋軟骨受到非常大的壓力。

游泳　可提高心肺能力，留意肩傷背痛

　　游泳，是我十分推薦的運動；除了能均衡使用全身肌肉外，也是各種有氧運動中，較不易傷害關節的項目，換言之，運動受傷的風險，也相對地低。

　　然而，手臂反覆轉動的結果，極可能造成肩關節受傷的風險。40多歲的家庭主婦郭小姐為了甩開鬆弛的肥肉，在新年時下定決心，開始前往社區的運動中心游泳。她每天早上6點起床晨泳，這成了她的生活樂趣之一。然而，有一天她突然覺得肩膀疼痛，直到痛到無法忍受的程度，便趕緊前來醫院求診。

游泳前請充分熱身，以免肩頸疼痛

　　檢查結果發現，她的肩膀旋轉肌肌腱受傷了。因為在划水動作中，手抬起前划時，手臂往頭部上方提起，可能使肩膀旋轉肌肌腱與骨頭撞擊；向下划水時，肌腱拉長而導致受傷疼痛。而**游泳前，未充分做好伸展運動就下水**，是郭小姐受傷的原因之一。

　　此外，游泳也經常使用到頸部和肩胛骨，若運動過度可能會使肩頸肌肉出現疲勞、緊繃與疼痛。至於蝶式和蛙式，則可能會對膝蓋內側韌帶或肌腱造成負擔。

羽球　需快速移動，留心手肘與膝蓋受傷

　　羽球是一項可以在短時間內，活用身體各部位的全身性運動，有助於減重。另外，往對方區域擊出威力強大的扣球，那種說不出的喜悅感覺，使羽球成為令人愛不釋手的運動。但如果忍著疼痛繼續打球，運動傷害便會找上門；40多歲的家具行老闆馬先生，就是典型的例子。

　　馬先生1年前加入羽球社團開始運動，一大早起床打羽球、流個滿身大汗，然後回家沖澡再上班，整天都感到清爽無比。他曾經愛上高爾夫球，但自從開始學了羽球後，便放下高爾夫球桿，完全沉浸在羽球的魅力中。

　　然而過猶不及，他出現了羽球運動傷害中，最常見的手肘疼痛，但他還是繼續忍著痛打球。他夢想著自己能擊出像奧運選手般帥氣的扣殺球，甚至還請了私人教練。

飛身跳躍殺球時，易造成十字韌帶撕裂

　　馬先生和社團社員比賽時，一旦遇到機會球，便想運用課堂上所學到的技巧，飛身躍起殺球。雖然起身動作很完美，但在落地過程中，居然從膝蓋傳來劇烈疼痛。他到醫院檢查後，發現膝蓋的十字韌帶撕裂了，最後只好暫時放棄羽球並接受復健治療。不僅如此，像馬先生這樣，扣球時只單靠手腕的腕力，容易使手肘外側的肌腱被拉長而負荷過度，進而演變為網球肘或手腕肌腱炎。

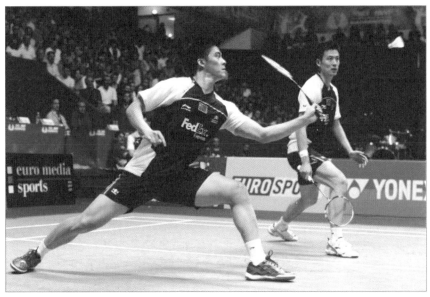

圖2-10：打羽球時，經常會出現弓箭步動作，易使膝蓋受傷。

扣球時不能只靠手腕，而是要同時使用肩膀和腰部以分散力量，才能減低手肘疼痛的發生機率。此外，**做弓箭步動作時（圖2-10），可能導致肌腱炎而使膝蓋前側疼痛**；而為了接應左右側攻擊而快速轉身時，腳踝也容易拐到而受傷。

雖然羽球看似是使用雙手的運動，但是在移動揮拍、殺球的過程中，雙腳的靈敏度也非常重要。為此，充分鍛鍊下肢肌肉，以及膝關節的靈活度，才能有效降低運動傷害的發生。

足排球 強度適中的運動，需留意足部傷害

只要有室內運動會，絕對少不了足排球這個比賽項目。足排球容易上手、運動量適中，因此獲得許多民眾的喜愛。正因為它不如足球那般激烈，因此受傷的風險也相對較小。話雖如此，我們絕對不可因此小看這項運動，因為其背後隱藏著大家意想不到的危險。

單腳支撐轉腰踢球時，易使腰、膝、踝易受傷

來到我的醫院接受復健的30多歲上班族李先生，如今想到足排球還是會打寒顫。

李先生去年秋天參加公司舉辦的運動會兼郊遊時，被部門推舉為足排球選手。這是難得能展現大學時期踢牛奶盒，以及在軍隊操練成果的大好機會，他一心只想著要贏球，因此，就在他搶接對手的來球時，摔倒並跌傷左手，痛到連動都不能動。

他立刻被送上救護車，診斷結果為**橈骨遠端粉碎性骨折**；且做完手術後，仍需持續做6個月的復健，才能恢復正常。在我的門診中，像李先生這樣因踢足排球摔倒受傷的患者，不在少數。

由於足排球是單腳撐地並轉腰踢球的運動，除了需特別注意腰部傷害外，支撐腳的膝蓋和腳踝在旋轉時，也易傷害膝蓋的韌帶、肌腱、腳踝韌帶而出現疼痛症狀。

滑雪　強化肢體協調性，避免膝蓋拉傷

滑雪在冬季運動中可說一枝獨秀，皚皚雪地中擠滿享受速度與快感的人們，可想而知，受傷的情況也非常多。對30出頭的趙先生來說，去年的滑雪場就是一場惡夢。

當時，他與朋友一同前往滑雪場旅遊，下坡途中他為了躲避前方的人而摔倒，摔倒的瞬間他聽到膝蓋發出「啵」的斷裂聲；原來在他往左急轉彎時摔倒，右腳因防禦動作而向內轉，導致膝蓋的十字韌帶斷裂。

掌握落地重心，避免膝蓋扭轉受傷

滑雪主要可能發生的運動傷害部位，是膝蓋和腰部。因為膝蓋必須以屈膝的動作支撐體重，因此容易引發膝蓋肌腱發炎（髕骨肌腱炎），使膝蓋內側感到疼痛；此外，大腿前側肌肉也會因為過度施力，引發肌肉疼痛。

此外滑降時，左右擺盪下坡的動作需要彎曲一側的膝蓋製造出斜角，如此會對膝蓋內側造成壓力而導致疼痛；若重心轉移錯誤時，可能導致腳趾施力過度而讓腳趾肌肉過度勞累而疼痛。

同樣的，腰部維持彎曲的姿勢時，脊椎肌肉、韌帶與椎間盤因受力過大，可能產生疼痛。如果太用力握住滑雪杖或把體重都撐在上面，可能會讓大拇指受力過度而出現韌帶或肌腱發炎、疼痛。

溜冰 留意骨盆、大腿、腳踝等下肢疼痛勞損

韓國在2010年溫哥華冬季奧運時，立下溜冰運動史上一個新的里程碑。全國民眾看著「花滑女王」金妍兒掛著金牌，踏上領獎台最高處喜極而泣的模樣，大家也都跟著濕了眼眶。當時競速滑冰項目中，李相花、牟太釩、李承勳等韓國體育大學三劍客也連日傳來金牌喜訊，韓國民眾瞬間陷入瘋狂。

多虧了這些熱血青年，溜冰這項運動終於脫離乏人問津的淒涼，躋身於冬季奧運得獎項目中。溜冰不但獲得了韓國民眾的關注，也因此成為韓國國民的日常生活運動。

花式溜冰的跳躍動作，易導致脊椎和骨盆歪斜

花式溜冰這項運動，容易發生腰部、骨盆和腳踝的損傷。我是金妍兒的主治醫生，結束治療後，我們一起拍合照。照片中可以看到金妍兒選手微微地往我的方向傾斜。提到這件事，並不是因為我覺得很開心，而是想表達她的脊椎有些微側彎。

那是因為她用右腳旋轉後跳躍，並使用右腳著地的關係。此外，跳躍後經常是臀部重心著地，脊椎和骨盆也會因此變得歪斜而影響姿勢，且出現疼痛症狀。

花式溜冰必須跳離溜滑的冰板，在空中進行動作，因此平衡感相當重要。若姿勢和平衡沒掌握好，有可能扭傷腳踝造成韌帶受傷，腰部也

可能出現疼痛症狀。此外，施力過度於足部的結果，也會使腳趾和足部的肌肉等感到疼痛。

進行競速溜冰之前，務必檢查冰刀位置是否正確

不同於花式溜冰，有許多跳躍、旋轉的動作，競速溜冰是以速度取勝，因此必須留意膝蓋、腳踝、手腕的運動傷害。

因此，在溜冰之前，請務必仔細檢查冰刀是否位於正中央，若重心不在正中央而是落在內側或外側時，過快的速度，就會讓腳踝扭傷而傷了韌帶。尤其經過轉彎處時，高達4～5倍的體重會落在一邊的腿上，可能因此損傷膝蓋軟骨。

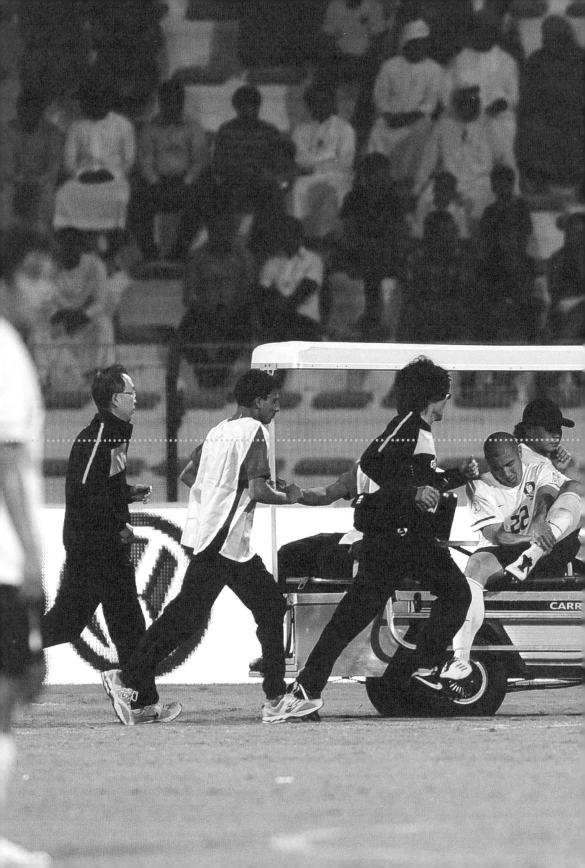

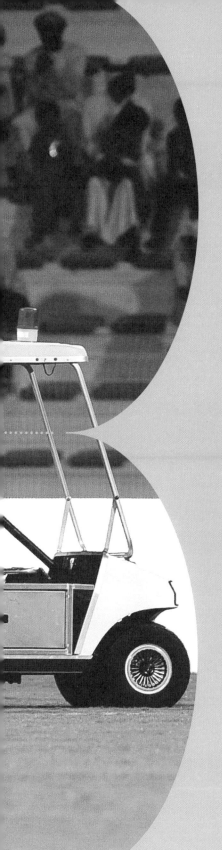

Part 3

不必動手術,在家就能改善疼痛症狀
114個提升肌力和
柔軟度的疼痛自療法

【導言】

保持正確體態，就能免於疼痛

「condition」（狀態），在字典中有「調整」、「調節」等意思，用於人體上，則有「改善身體」的意義。而**良好的狀態，是指身體與心靈上都處於愉快、穩定、和諧的狀態。**

而擁有良好狀態的最佳方法，就是維持正確的體態。體態正確，就不會使骨骼歪斜、關節錯位、韌帶斜拉、肌肉碰撞，進而引發疼痛；反之，就會引發上述一連串連鎖反應，使得全身沉重、疼痛，做什麼事都會覺得心煩氣躁。為此，本章將向各位介紹如何維持良好狀態，以及有助於保持正確體態、免於疼痛的「狀態調節」運動自療法。

◆ 狀態調節不同於訓練，卻能令人更愉快和健康

狀態調節（conditioning）是一種能夠使人心情愉快的運動，它以正確的體態，維持適當且平穩的呼吸，且不會使肌肉過於緊繃；其概念不同於訓練（training），訓練是指強化原本固有狀態的運動方式。其實平常我們所做的各項運動，都屬於「訓練」而非「狀態調節」。事實上，我們在健身房裡並不是以愉快、肌肉放鬆、適當呼吸的狀態下做運動，經常因承受過度的重量，把自己搞得氣喘吁吁，肌肉疼痛等。

然而在訓練之前，維持良好的狀態調節，**才能真正發揮訓練的強化功效。**若狀態不佳時，不僅運動效果不佳，也非常容易受傷。那些苦於運動傷害的選手，幾乎都表示自己是在身體狀態不好時受傷。換言之，懂得維持正確姿勢，就能消除肌肉緊繃，使我們免於疼痛和傷害。

脊椎　身體的支柱，排列正常最重要

　　現代人的運動量嚴重不足，使得「全身肌肉被均勻使用」的時間銳減。原本必須運用所有肌肉才能做到的動作，只由部分肌肉來活動，身體就會失去平衡。尤其，當我們不斷重複相同動作時，例如長時間坐在電腦桌前，某些特定肌肉就會出現使用過度的情況。

身體一旦失去平衡，脊椎就會側彎或傾斜

　　當身體失去平衡，脊椎就會往前後左右彎曲或傾斜，進而引發一連串身體問題——背脊彎曲會使頭部前傾、肩膀拱起；脊椎歪斜會造成長短腳，膝蓋也會變形，全身都是病痛。

　　不僅如此，脊椎內有大型中樞神經脊髓通過，從四肢到體幹的所有神經都會藉由脊髓傳達到腦部，當脊椎彎曲或傾斜，將對脊髓造成影響，出現肩膀發麻、頭痛、腰痛、失眠、注意力無法集中、全身疲勞、四肢冰冷、浮腫等令人不舒服的症狀。

　　當你覺得身體有些微傾斜時，就必須努力調整回正確體態。例如出現**無法躺平、坐下時重心落在某側骨盆、褲管一邊較短、一隻腳的鞋跟磨損特別嚴重**等情況，就表示你的脊椎已經歪斜了。為此，以下將介紹改善和預防脊椎側彎的自療法，幫助各位找回健康的脊椎狀態。

預防脊椎側彎的運動療法

Exercise 01　貓牛伸背式

目的 ｜ 提升脊椎的延展性與柔軟度。
次數 ｜ 做3次，共2回。
Point 伸展至最大極限時，請停留20～30秒。

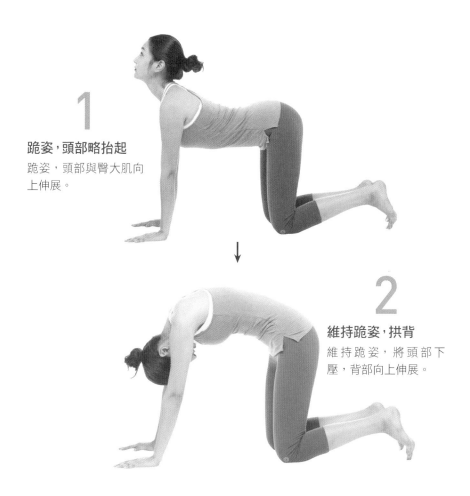

1

跪姿，頭部略抬起

跪姿，頭部與臀大肌向
上伸展。

↓

2

維持跪姿，拱背

維持跪姿，將頭部下
壓，背部向上伸展。

Exercise 02 捕鳥獵犬式

目的 提升與強化脊椎穩定度。

次數 左右交替為1次；做10次，共3回。

Point 盡量不要搖晃身體，視線朝向手指方向看；此外，手腳收回的速度，需比向外伸展時更慢些。

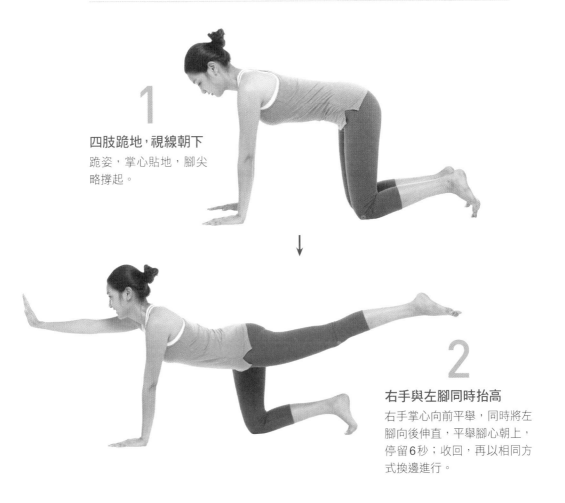

1

四肢跪地，視線朝下

跪姿，掌心貼地，腳尖略撐起。

2

右手與左腳同時抬高

右手掌心向前平舉，同時將左腳向後伸直，平舉腳心朝上，停留6秒；收回，再以相同方式換邊進行。

脊椎肌肉　維持體態平衡，堅固有力才健康

　　我們的身體有600多條肌肉，是身體相當重要的構造之一。肌肉使我們得以活動，並牢固骨骼維持穩定性。

　　而在眾多肌肉中，又可分為**支撐脊椎、肩胛骨、肩膀、骨盆等的脊椎肌肉，以及協助手臂和腿部活動的關節肌肉**。支撐脊柱的脊椎肌肉較小，而活動手腳的關節肌肉，通常跨越兩個關節，因此較大且長。

　　脊椎肌肉包括連接每一節脊椎的多裂肌、固定肩關節的肩膀旋轉肌、穩固髖關節的小肌群等；而關節肌肉則包括二頭肌（使手臂彎曲的肌肉）、股四頭肌（挺直膝蓋的肌肉）等大型且較長的肌肉。

想要強化整體肌力，應先從脊椎肌肉做起

　　雖然脊椎肌肉是維持姿勢的重要肌肉，但因體積小，只要姿勢稍有歪斜就非常容易受傷。一旦脊椎肌肉變脆弱，就會影響脊柱的排列，使身體失衡；若再加上不良的姿勢、習慣，就會使脊椎肌肉受到更大的壓力，陷入惡性循環。

　　此外運動時，脆弱的脊椎肌肉無力固定脊椎，以致身體嚴重搖晃，降低運動的競技能力，並且容易受傷。為此，若想做強化肌力的運動，一定要先從脊椎肌肉做起。當基礎穩固後，才能進一步進行強化關節肌肉。以下將分別介紹能強化脊椎肌肉，與關節肌肉的運動療法，有助將身體重心調整至最佳狀態，預防或矯正因姿勢歪斜所導致的疼痛。

強化脊椎肌肉的運動療法

Exercise 01　骨盆旋轉運動

目的	旋轉體幹，提升柔軟度。
次數	做10次，共2回。
Point	伸展至最大極限時，停留10～20秒。

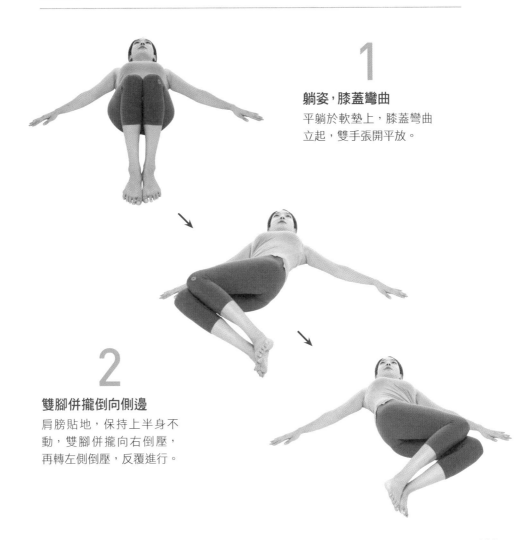

1

躺姿，膝蓋彎曲
平躺於軟墊上，膝蓋彎曲
立起，雙手張開平放。

2

雙腳併攏倒向側邊
肩膀貼地，保持上半身不
動，雙腳併攏向右倒壓，
再轉左側倒壓，反覆進行。

Exercise 02　骨盆傾斜運動

目的｜提升骨盆和腰椎的柔軟度，強化核心肌群。

次數｜做15次，共3回。

Point　進行時，請將注意力集中於呼吸，並作用於肌肉上。

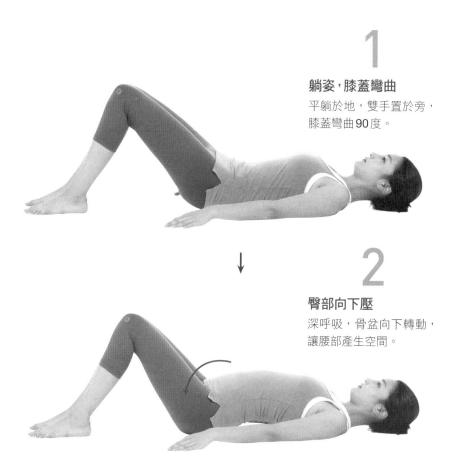

1

躺姿，膝蓋彎曲

平躺於地，雙手置於旁，
膝蓋彎曲90度。

↓

2

臀部向下壓

深呼吸，骨盆向下轉動，
讓腰部產生空間。

Exercise 03　捲腹運動

目的　｜　訓練腹部肌肉，提升脊椎的穩定性。

次數　｜　做20次，共3回。

Point　運動時，請維持腹部和臀部肌肉緊縮用力。

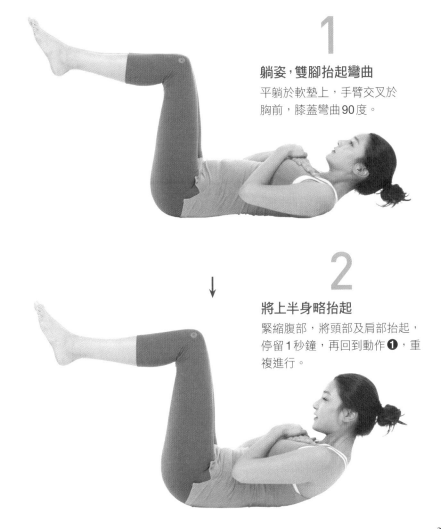

1

躺姿，雙腳抬起彎曲

平躺於軟墊上，手臂交叉於胸前，膝蓋彎曲90度。

↓

2

將上半身略抬起

緊縮腹部，將頭部及肩部抬起，停留1秒鐘，再回到動作❶，重複進行。

Exercise 04　捕鳥獵犬式

目的	提升與強化脊椎穩定度。
次數	左右交替為1次；做10次，共3回。
Point	盡量不要搖晃身體，視線朝向手指方向看；此外，手腳收回的速度，需比向外伸展時更慢些。

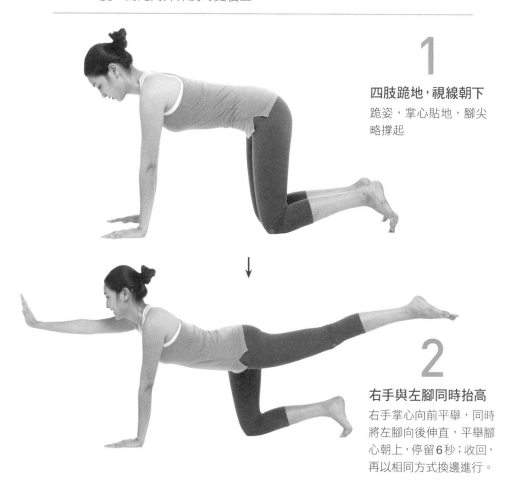

1

四肢跪地，視線朝下

跪姿，掌心貼地，腳尖略撐起

2

右手與左腳同時抬高

右手掌心向前平舉，同時將左腳向後伸直，平舉腳心朝上，停留6秒；收回，再以相同方式換邊進行。

強化肩胛骨的運動療法

Exercise 01　立架肩胛骨伸展

目的	伸展肩部前側和肩胛骨肌肉。
次數	做3次，共2回。
Point	伸展至最大極限時，請停留20～30秒。

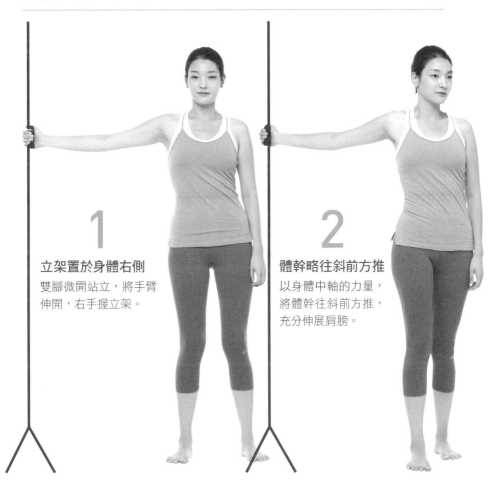

1　立架置於身體右側
雙腳微開站立，將手臂
伸開，右手握立架。

2　體幹略往斜前方推
以身體中軸的力量，
將體幹往斜前方推，
充分伸展肩膀。

3

換左手握住立架

維持站姿，左手臂往身體內側
伸，握住立架。

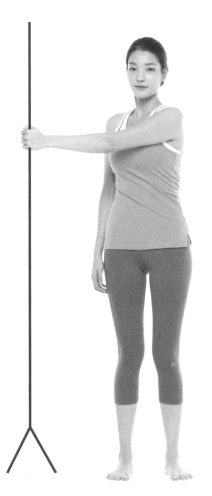

4

體幹略往斜前方推

以身體中軸的力量，將體幹往
斜前方推，充分伸展肩膀。

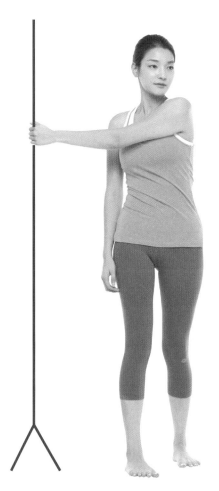

Exercise 02 肩胛骨向後推擠

目的	提升肩胛骨的穩定度。
次數	做10次，共2回。
Point	伸展至最大極限時，請停留10秒。

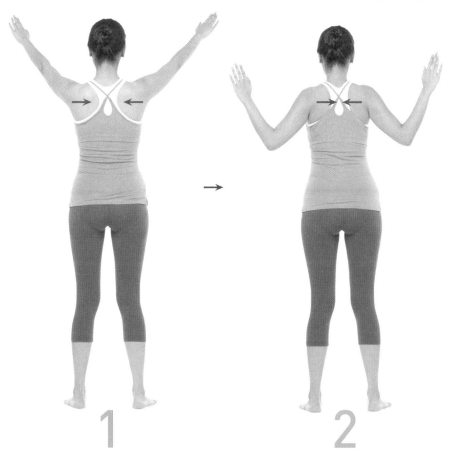

1 站姿，雙手向上伸呈V字形

上半身挺直站立，雙手向上展開，
略收縮肩胛骨。

2 雙臂向下拉，呈W字形

雙臂下拉，充分收縮兩側肩胛骨，
停留10秒，再重複進行。

Exercise 03 彈力帶划槳運動

| 目的 | 強化上背肌群的穩定度。 |
| 次數 | 做15次，共3回合。 |

Point 注意不可受到反作用力位移，膝蓋請微彎15度站穩。

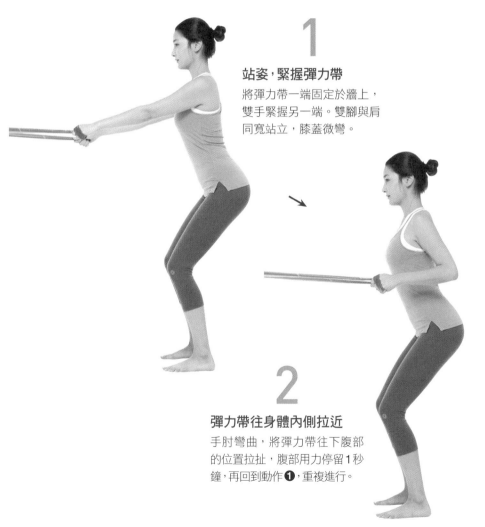

1

站姿，緊握彈力帶

將彈力帶一端固定於牆上，
雙手緊握另一端。雙腳與肩
同寬站立，膝蓋微彎。

2

彈力帶往身體內側拉近

手肘彎曲，將彈力帶往下腹部
的位置拉扯，腹部用力停留1秒
鐘，再回到動作❶，重複進行。

Exercise 04　靠牆雙臂屈伸

目的	強化上肢肌力，提升肩關節穩定度。
次數	做15～20次，共3回。
Point	往牆壁推時，肩膀與手指必須呈平行。

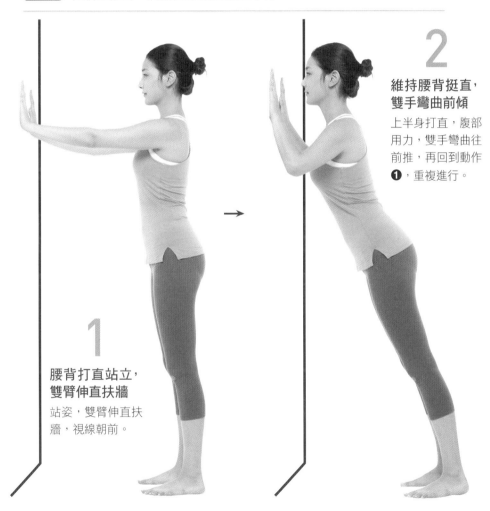

2

**維持腰背挺直，
雙手彎曲前傾**

上半身打直，腹部
用力，雙手彎曲往
前推，再回到動作
❶，重複進行。

1

**腰背打直站立，
雙臂伸直扶牆**

站姿，雙臂伸直扶
牆，視線朝前。

強化肩關節的運動療法

Exercise 01　關節囊伸展運動

目的　拓展肩關節的可活動範圍。
次數　做3次，共2回。
Point　伸展至最大極限時，請停留20～30秒。

1

腰背挺直站立，雙手交叉伸展

站姿，左右手依序交叉伸展，呈十
字形，伸展後方關節囊。

2

維持站姿，雙手向後扣住伸展

左右手依序向後，互扣手肘，充分
伸展下方關節囊。

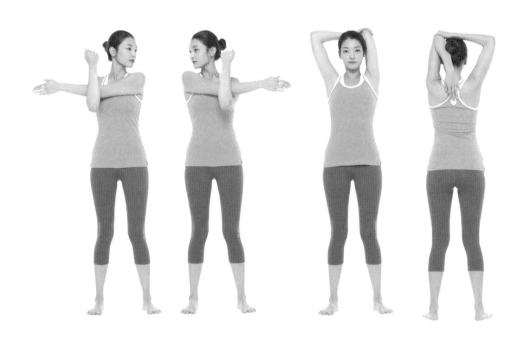

Exercise 02　彈力帶肩膀運動

目的　強化肩關節外展肌、內收肌、伸肌、屈肌。

次數　4個動作分別做15次，共3回。

Point　不可借助彈力帶的反作用力伸展，請確實使用肩膀的肌肉動作。

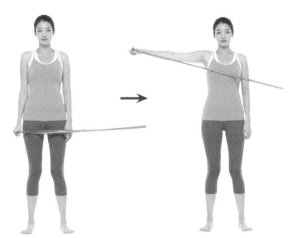

1

站姿，右手緊握彈力帶

將彈力帶一端固定身體左側，雙腳打開與肩同寬站立。右手緊握彈力帶，往右側伸直，停留1秒，伸展外展肌；再換反方向進行。

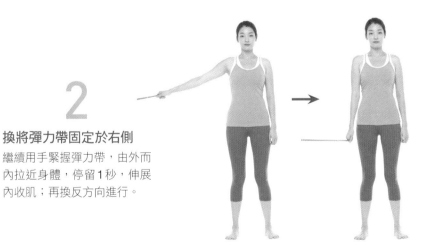

2

換將彈力帶固定於右側

繼續用手緊握彈力帶，由外而內拉近身體，停留1秒，伸展內收肌；再換反方向進行。

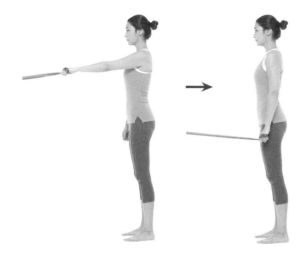

3

維持站姿，轉身面向彈力帶，左手緊握彈力帶

腹部用力，左手抓緊彈力帶，往身體內側拉近，停留1秒，伸展伸肌；再換右手進行。

4

換右手轉身背對彈力帶，將彈力帶由後往前拉

換右手緊握彈力帶，由後往前拉直彈力帶，停留1秒，伸展屈肌；再換左手進行。

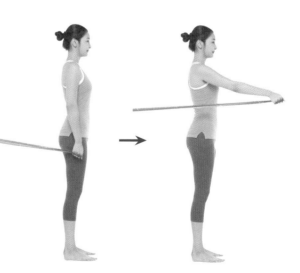

Exercise 03　彈力帶肩膀外旋運動

目的　強化肩關節的外旋轉肌。

次數　做15次，共3回。

Point　不可借助彈力帶的反作用力伸展，請確實使用肩膀的肌肉動作。

1

雙腳張開站立，右手緊握彈力帶

將彈力帶一端固定於牆上，雙腳打開與肩膀同寬站立，手肘彎曲90度。

2

手臂向身體外側伸展，拉直彈力帶

腹部用力，右手臂向外旋轉打開，再回到動作❶，換左手重複進行。

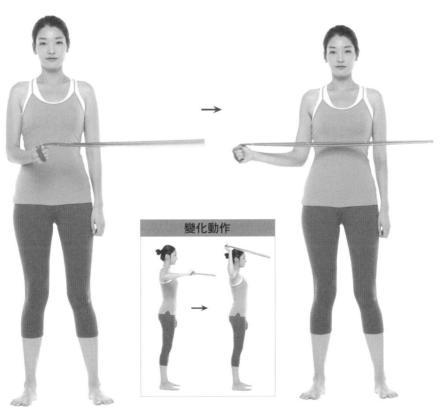

變化動作

Exercise 04　彈力帶肩膀內旋運動

目的　│　強化肩關節的內旋轉肌。

次數　│　做15次，共3回。

Point　不可借助彈力帶的反作用力伸展，請確實使用肩膀的肌肉動作。

1

雙腳張開站立，右手緊握彈力帶

將彈力帶一端固定於牆上，雙腳打開與肩膀同寬站立，手肘彎曲90度。

2

手臂向身體內側伸展，拉直彈力帶

腹部用力，右手臂向內旋轉，再回到動作❶，換左手重複進行。

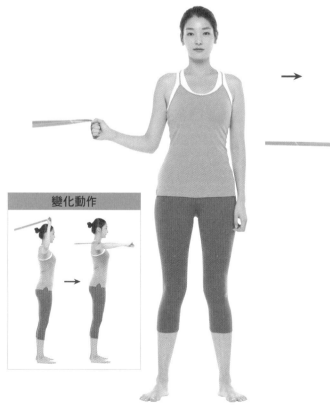

變化動作

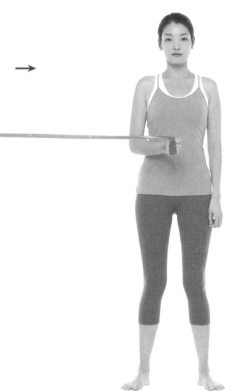

Exercise 05 雙臂屈伸運動

目的　｜　強化上肢與體幹肌力，提升穩定性。
次數　｜　做15～20次，共3回。
Point　動作時，請保持肩膀至雙腳呈平行直線。

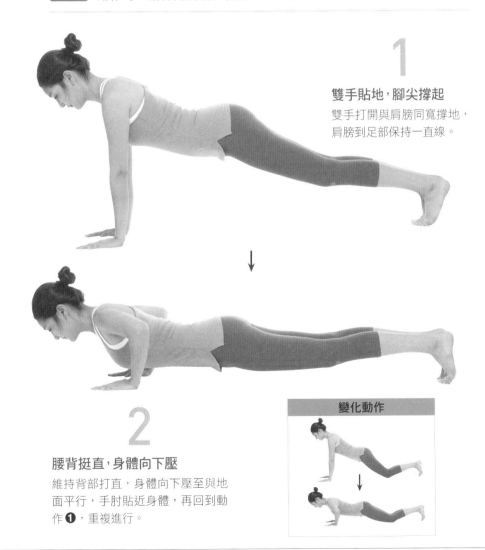

1

雙手貼地，腳尖撐起
雙手打開與肩膀同寬撐地，
肩膀到足部保持一直線。

2

腰背挺直，身體向下壓
維持背部打直，身體向下壓至與地
面平行，手肘貼近身體，再回到動
作**❶**，重複進行。

變化動作

強化骨盆與髖關節的運動療法

Exercise 01　臀大肌伸展

目的　提升臀大肌的可動性與柔軟度。

次數　做3次，共2回。

Point　伸展至最大極限時，請停留20～30秒。

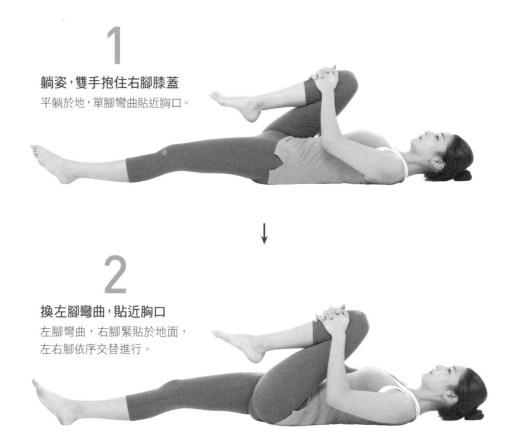

1

躺姿，雙手抱住右腳膝蓋
平躺於地，單腳彎曲貼近胸口。

↓

2

換左腳彎曲，貼近胸口
左腳彎曲，右腳緊貼於地面，
左右腳依序交替進行。

Exercise 02 髖關節外展肌伸展

目的 │ 提升髖關節外展肌的可動性。
次數 │ 做3次，共2回。
Point 伸展至最大極限時，請停留20～30秒。

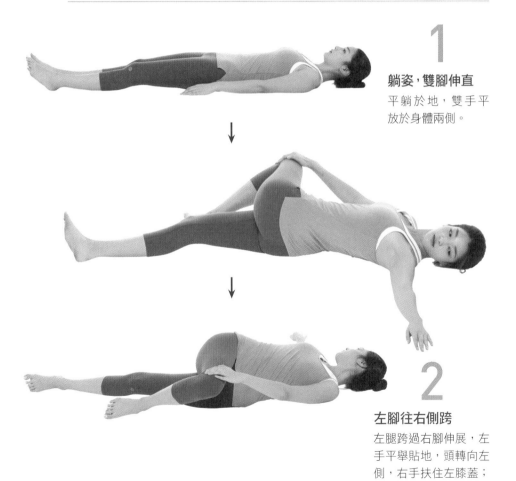

1

躺姿，雙腳伸直
平躺於地，雙手平
放於身體兩側。

2

左腳往右側跨
左腿跨過右腳伸展，左
手平舉貼地，頭轉向左
側，右手扶住左膝蓋；
左右依序交替為1次。

Exercise 03　梨狀肌伸展

目的 ｜ 提升梨狀肌的可動性和柔軟度。

次數 ｜ 2個動作分別做3次，共2回。

Point 伸展至最大極限時，請停留20～30秒。

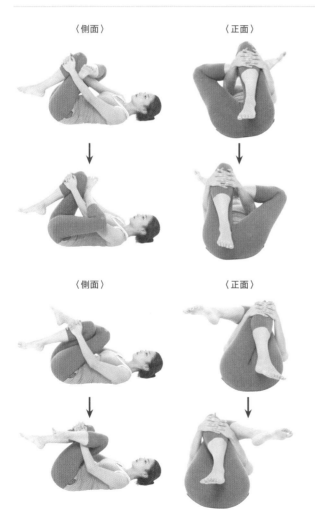

〈側面〉　　　　　　〈正面〉

1

躺姿，雙手抱右膝，左腳放在右腳上

平躺於軟墊上，左手穿過左腳，雙手抱膝，往身體拉近；接著，左右腳交替重複進行。

〈側面〉　　　　　　〈正面〉

2

躺姿，雙腳交疊，雙手抱左膝

平躺於軟墊上，雙手抱左膝，往身體拉近。左右腳交替重複進行。

Exercise 04　骨盆旋轉運動

目的　｜　提升骨盆和腰椎的可動性。

次數　｜　做15～20次，共2回。

Point　轉動骨盆時，請維持上半身挺直，保持不動。

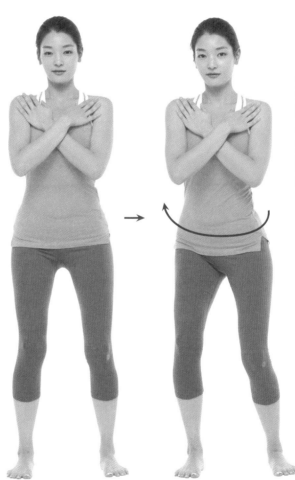

1

站姿，雙臂交叉置於胸前

雙腳張開與肩膀同寬站立，雙臂交叉於胸前，膝蓋微彎。

2

上半身不動，扭動臀部

維持上半身的重心，以順時針方向轉動骨盆，再換逆時針方向，重複進行。

Exercise 05 髖關節內、外旋轉運動

目的	強化髖關節的內、外旋轉肌。
次數	3個動作分別做15～20次，共2回。
Point	轉動時，大腿與小腿請勿抬高。

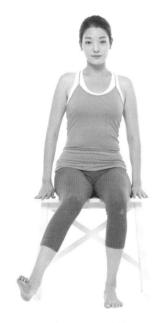 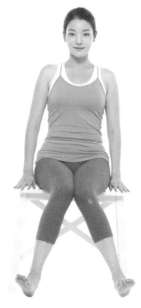 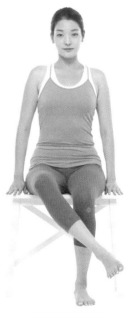

〈單腳向內旋轉〉　　　　〈雙腳向內旋轉〉　　　　〈單腳向外旋轉〉

1

坐姿，腰背挺直，肩膀放鬆

抬頭挺胸，雙腳張開與肩膀同
寬，坐於椅上。

2

屈膝，依序轉動雙腳

膝蓋微彎，利用髖關節的力量，
依序使單腳向內旋轉、向外旋轉
和雙腳向內旋轉。

Exercise 06 小蹲坐運動

目的	強化股四頭肌，提升肌肉平衡能力。
次數	做15～20次，共2回。
Point	屈膝時，膝蓋不可超過腳尖。

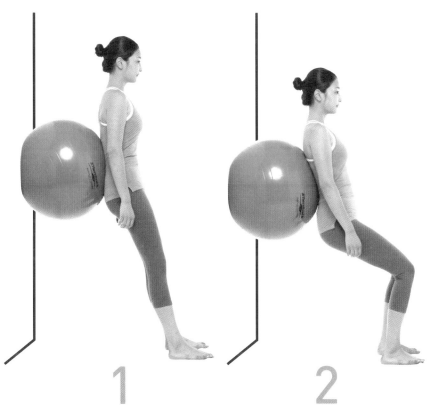

1 背向牆，以腰部頂住健身球
背部靠於健身球上，雙腳張開與
肩膀同寬站立。

2 上半身不動，臀部下蹲坐
膝蓋慢慢彎曲，向下蹲坐，再回
到動作❶，重複進行。

肌肉 用進廢退，越不用越脆弱

如同進化論的「用進退廢說」，越不常使用的東西，越容易退化，肌肉也不例外。我們身體有 600 多條肌肉相互連接，動作時彼此相互影響。若某個動作，需要同時使用兩條肌肉，但平常鮮少使用的其中一條時，身體便很難完成該動作，甚至活動時也會破壞肌肉的平衡。

人是直立行走的動物，站立或行走對我們而言，是最自然的姿勢，但現代人為了便利生活，多以車代步；為了工作，大部分時間都坐在電腦桌前。尤其經常久坐，髂腰肌這條從腹部連接至骨盆的肌肉，就會變短且脆弱。如此，站立或行走時，腰部便無法挺直，體幹會稍微往前傾（圖 3-1）。

不僅如此，膝蓋也會變得彎曲，因為我們為了將腰挺直，而過度前彎脊椎，使得腳踝的彎曲角度變大，如此，可能導致膝蓋肌腱疼痛、脊椎關節疼痛、腳踝關節疼痛。由此可見，單憑「肌肉」問題，就足以造成全身性的傷害。這就好比機器少了一顆螺絲釘，卻整台機器故障的道理相同。

不常使用和年齡增長，是退化的兩大主因

過去，人們並不使用坐式馬桶，每個人都採用蹲廁所的方式；但現代人已經習慣了坐式馬桶，變得無法向從前的人那樣蹲坐。這就是因為不再使用某些肌肉後，於是身體退化成無法做出該動作的狀態。

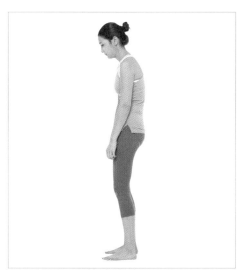

圖3-1：錯誤的站立姿勢，易使肌肉緊繃退化

　　此外，隨著年齡增長，我們的身體也會逐漸退化。據報導指出，若不常用腦的人，就會提早罹患失智症；同理，不常使用的組織也會提早退化。如此一來，原本就會隨年齡增長引發的退化，再加上因為不常使用而引發的退化，兩者相乘，將使退化的速度急遽加快。為此，就像我們為了預防失智症不斷動腦般，若能平均適當地活動肌肉骨骼系統，鍛鍊肌肉，也就能減少退化的速度。

　　各位可以用以下方式進行自我檢測：是否能同第76頁的人體骨骼圖站直？活動四肢關節時，關節每個部位，是否都能柔軟無阻礙地活動？

　　當你發現以前可以做到的動作，現在卻做不出來時，就表示你的肌肉正在退化中。因此，請務必有意識地訓練那些不常使用的肌肉，以延緩退化速度。

核心肌群 保護腹腔臟器並支撐脊椎

核心（core）就是中心的意思；而脊椎、腹部和骨盆，正是我們身體的中心。形成身體中心的肌肉大致分成4種——腹橫肌、多裂肌、骨盆底肌肉、橫膈膜。

腹橫肌是圍繞在腹部的肌肉；多裂肌位於脊椎後側，是連接每節脊椎骨的肌肉；骨盆底肌肉位於骨盆底部，用於支撐骨盆；橫膈膜則是呼吸肌肉，我們常說的丹田呼吸就是運用橫膈膜。而這些核心肌群的最大作用，就是保護腹腔內的臟器，並且支撐脊椎，以維持良好體態，協助身體靈活運動。

核心肌群包括4種肌肉，各自肩擔不同的任務

其中，腹橫肌的角色尤其重要，它包覆著內臟以維持內臟的功能。當腹橫肌變得衰弱時，就會發生腹部前凸與臟器位置改變的問題。一旦臟器位置改變，就會影響脊椎而引發脊椎疼痛。

此外，腹橫肌是我們身體活動時，最先收縮的肌肉，其次是多裂肌、骨盆底肌肉和橫膈膜進行收縮，並穩固身體的重心。因此，這些肌肉可說是我們身體最重要的肌肉，所以有「核心肌群」之稱。

骨盆底肌肉負責維持骨盆的穩定性，它不但可以防止內臟往下降，還能讓我們免於大小便失禁。多裂肌連接脊椎，扮演著固定住脊椎的重要角色，尤其是在體幹轉動時，能緊抓脊椎，維持穩定。不僅如此，多

裂肌還有支撐起脊椎的功能，當它強韌堅固時，不但可避免身高萎縮，亦有提高身高的效果；簡而言之，多裂肌可說是保護脊椎最重要的肌肉。橫膈膜位於肺臟和腹部之間，外型像是降落傘；橫膈膜的主要功能是維持肺功能和腹壓，並和前述3種肌肉同時作用。

然而，現代人由於不良的生活習慣、錯誤的運動方式、壞習慣、肥胖、運動不足等因素，導致肌群的功能衰退，身體無法維持適當的腹壓，導致核心肌群也無法緊抓脊椎，引起一連串的骨頭歪斜、關節錯位、肌肉碰撞等各種身體疼痛，甚至可能因此使得內臟功能衰退，而出現許多內臟疾患。

以下將介紹3種簡易核心肌群訓練，請各位務必於平日時，多加鍛鍊強化，有意識地提升核心肌群的保護力與支撐力。

強化核心的運動療法

Exercise 01　收腹運動

目的　提升體幹的穩定性。
次數　2個動作分別做15〜20次，共3回合。
Point　若感受不到腹部緊收的力量，也可以用力收縮括約肌。

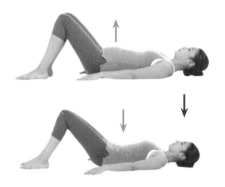

1

屈膝平躺收縮腹部

躺姿，微收下巴，吸氣使腹部鼓起，接著吐氣至腹部完全凹陷收緊，停留4〜10秒，反覆進行。

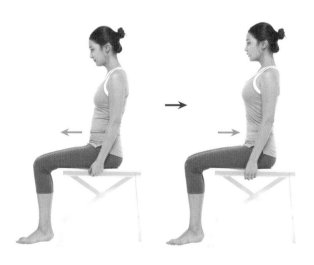

2

坐在椅上，收縮腹部

坐姿，微收下巴，吸氣使腹部鼓起，接著吐氣至腹部完全凹陷收緊，停留4〜10秒，反覆進行。

Exercise 02 棒式運動

目的 | 提升體幹穩定性，強化核心肌群。

次數 | 2個動作分別做15～20次，共3回。

Point 進行時，必須持續緊收腹部用力，避免身體搖晃。

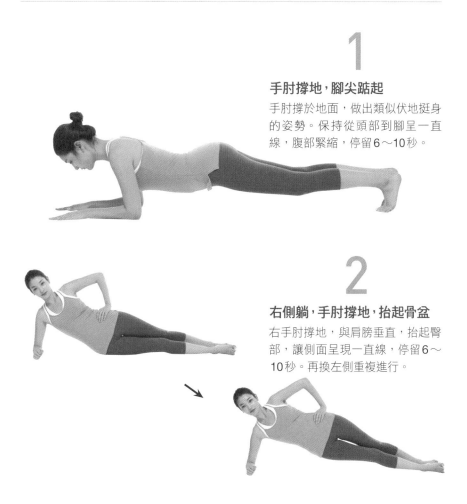

1

手肘撐地，腳尖踮起

手肘撐於地面，做出類似伏地挺身的姿勢。保持從頭部到腳呈一直線，腹部緊縮，停留6～10秒。

2

右側躺，手肘撐地，抬起骨盆

右手肘撐地，與肩膀垂直，抬起臀部，讓側面呈現一直線，停留6～10秒。再換左側重複進行。

Exercise 03　橋式運動

目的　　強化核心肌群與體幹伸肌。

次數　　2個動作分別做15至20次，共3回。

Point　進行時，必須持續緊收腹部用力，避免身體搖晃。

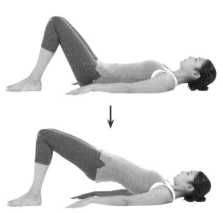

1

躺姿，雙腳彎曲，臀部抬起

屈膝平躺，雙手伸直置於身體兩側。夾緊臀部，將骨盆用力向上抬高，反覆進行。

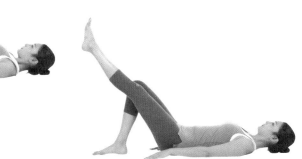

2

右腳撐地，左腳抬起並抬臀

屈膝平躺，左腳抬起，雙手伸直置於身體兩側。夾緊臀部，將骨盆用力向上抬高；再換右腳抬高，反覆進行。

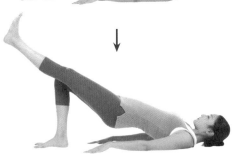

橫隔膜　吸吐順暢，有助活絡肌肉細胞

所謂呼吸，就是將空氣吸入與吐出的動作。

吸氣時，我們將外面的空氣吸入，並讓其中的氧氣進入肺部的血液中；吐氣時，血液會釋放出二氧化碳，同時排出有害物質。換言之，呼吸可以供給身體細胞所需的氧氣。如果呼吸不佳或減少，身體就會出現缺氧狀態；缺氧會使細胞無法發揮應有的正常功能，因此順暢的呼吸非常重要。

現代人常有**姿勢不良的壞習慣**，如前文所提及的久坐讀書或打電腦、駝背工作，這些動作會**使負責呼吸功能的肌肉無法正常運作**；一旦此肌肉衰弱，呼吸當然也就無法順暢。

腹式呼吸可以強化橫膈膜，同時鍛鍊脊椎

為此，我們可以利用「腹式呼吸」解決此問題。橫膈膜的用意，在於將肺臟和腹部區隔開，當我們使用腹式呼吸吸氣時，橫膈膜充分下降，通往肺部的呼吸量變多，如此一來，就能大量供給氧氣。因此，腹式呼吸能強化橫膈膜，進而鍛鍊脊椎，使呼吸變得更加順暢。

不僅如此，呼吸是透過副交感神經而達成，而活躍的副交感神經，有安定身體、穩定情緒的作用；換言之，藉由正確的呼吸，可以讓我們的身體更加穩定，這也是維持良好身體狀態的基礎之一。

肩胛骨 上半身的中軸，需積極強化

　　想要做出正確的運動，就必須先有正確的姿勢；反之，想要有正確的體態，就必須做出正確的運動。

　　肩胛骨和肩關節是脊椎以外，身體的另一個中軸。肩胛骨連接體幹，肩關節則連接於肩胛骨上。當脊椎歪斜時，所有的關節也會跟著錯位；同理，肩胛骨歪斜時，肩膀和手臂也會因錯位而引發疼痛。

　　為了讓肩胛骨與身體確實連接，我們必須加強訓練，用以固定肩胛骨的肌肉。

穩固肩胛骨和肩關節，就能擺脫疼痛

　　肩關節與手臂活動有關。除了腰痛和膝蓋痛，一般人也常發生肩關節痛等問題。肩膀使用得越頻繁，毛病也會跟著越多。然而，只要我們能穩固肩胛骨，就能有效預防，甚至減少一半以上與肩膀相關的疼痛問題，甚至也能有效緩解背部疼痛。

強化肩胛骨的運動療法

Exercise 01　肩胛骨向後推擠

目的　｜　提升肩胛骨穩定度。
次數　｜　做10次，共2回。
Point　伸展至最大極限時，請停留10秒。

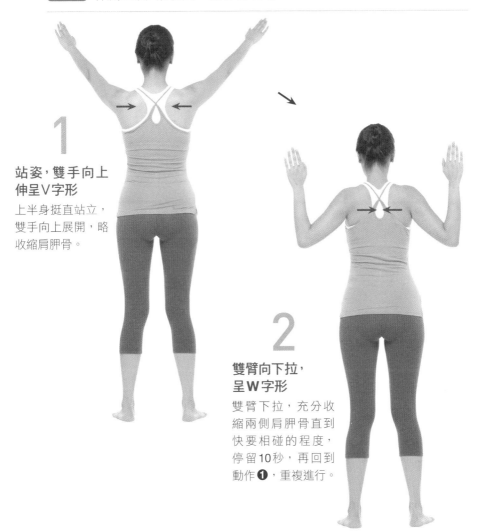

1

**站姿，雙手向上
伸呈V字形**

上半身挺直站立，
雙手向上展開，略
收縮肩胛骨。

2

**雙臂向下拉，
呈W字形**

雙臂下拉，充分收
縮兩側肩胛骨直到
快要相碰的程度，
停留10秒，再回到
動作❶，重複進行。

235

強化肩膀旋轉肌的運動療法

Exercise 01　彈力帶肩膀外旋運動

目的　強化肩關節的外旋轉肌。

次數　做15次，共3回。

Point　不可借助彈力帶的反作用力伸展，請確實使用肩膀的肌肉動作。

1

雙腳張開站立，右手緊握彈力帶

將彈力帶一端固定於牆上，雙腳打開與肩膀同寬站立，手肘彎曲90度。

2

手臂向身體外側伸展，拉直彈力帶

腹部用力，右手臂向外旋轉，再回到動作 ❶，接著，換反方向重複進行。

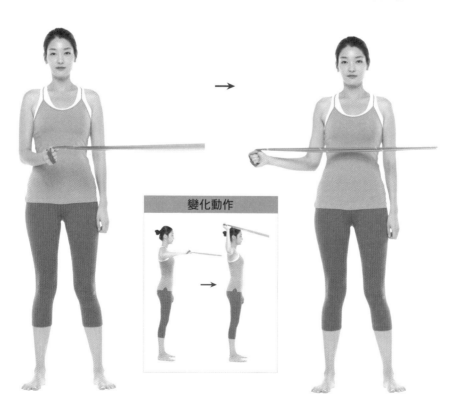

變化動作

Exercise 02 彈力帶肩膀內旋運動

目的	強化肩關節的內旋轉肌。
次數	做15次，共3回。

Point 不可借助彈力帶的反作用力伸展，請確實使用肩膀的肌肉動作。

1

站姿右手緊握彈力帶

將彈力帶一端固定於牆上，雙腳打開與肩膀同寬站立，手肘彎曲90度。

2

手臂向內側伸展，拉直彈力帶

腹部用力，右手臂向內旋轉，再回到動作❶，再換反方向重複進行。

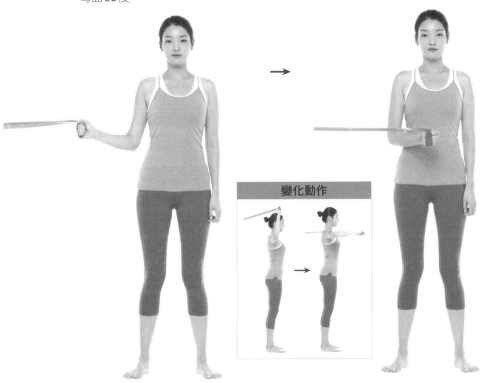

變化動作

髖關節　提升柔軟度，降低不良坐姿的傷害

　　髖關節上方撐起髖骨，而骨盆則負責支撐脊椎。換個角度來看，脊椎的力量傳達到骨盆，**並且繼續傳達至髖關節，使體重分散至兩處髖關節，可以減輕腿部所承受的壓力。**此外，髖關節可做出前後左右的轉動，除了走路之外，它還能讓我們做出各種動作與運動。

　　髖關節結合了脊椎和骨盆，並共同產生動作；當髖關節的活動出現限制時，骨盆或脊椎也會受到影響，因而引發疼痛。不僅如此，一旦脊椎歪斜也將對其中一側的髖關節造成壓力，可能導致髖關節炎。

坐姿不正會使骨盆歪斜，造成脊椎和骨盆關節疼痛

　　臨床上，骨盆歪斜（往左右或往前後傾斜）是相當常見的病例。正常的骨盆，在我們行走時會上下、左右、前後的移動，當骨盆歪斜時，我們的走路姿勢就會歪向一邊，跑步時尤其嚴重，若在骨盆歪斜的狀態下參與運動競賽，就會帶給身體更大的壓力和破壞。

　　事實上，骨盆歪斜多半是因長期斜靠一邊的不良坐姿所致，進而引起脊椎和骨盆關節疼痛；其實，若我們只走不坐，骨盆幾乎不會有什麼問題。但現實生活中無法避免坐姿，為此，我們可以藉由提升骨盆的柔軟度的運動，降低不良坐姿所帶來的傷害。

提升骨盆柔軟度的伸展運動

Exercise 01 梨狀肌伸展

目的　提升梨狀肌的可動性和柔軟度。

次數　2個動作分別做3次，共2回。

Point 伸展至最大極限時，請停留20～30秒。

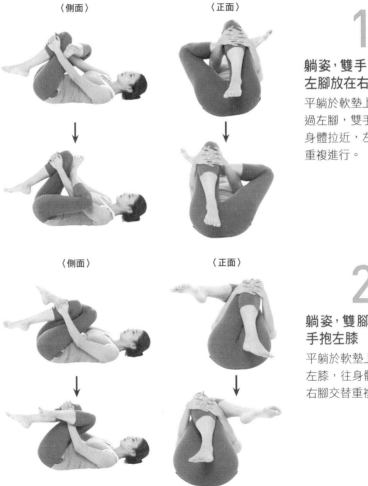

〈側面〉　〈正面〉

1

躺姿，雙手抱右膝，左腳放在右腳上

平躺於軟墊上，左手穿過左腳，雙手抱膝，往身體拉近，左右腳交替重複進行。

〈側面〉　〈正面〉

2

躺姿，雙腳交疊，雙手抱左膝

平躺於軟墊上，雙手抱左膝，往身體拉近，左右腳交替重複進行。

強化髖關節小肌群的運動療法

Exercise 01 髖關節內、外旋轉運動

目的 | 強化髖關節的內、外旋轉肌。
次數 | 3個動作分別做15～20次，共2回。
Point 轉動時，大腿與小腿請勿抬高。

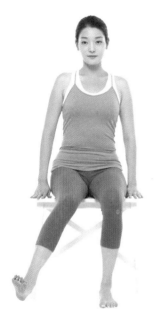

〈單腳向內旋轉〉

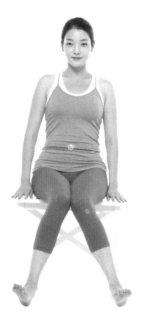

〈雙腳向內旋轉〉

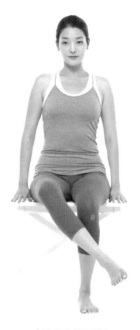

〈單腳向外旋轉〉

1

坐姿，腰背挺直，肩膀放鬆

雙腳張開與肩膀同寬，坐於椅上。

2

屈膝，依序轉動雙腳

膝蓋微彎，利用髖關節的力量，
依序使單腳向內旋轉、向外旋轉
和雙腳向內旋轉。

膝蓋　肌肉強健，就能遠離關節炎

膝關節的使用頻率高，也是最容易發生運動傷害的部位。膝關節的主要移動方向是前後，無法左右移動，但可以稍做小幅度的旋轉。

當我們做膝蓋旋轉運動，或是會帶給膝蓋左右壓力的運動時，便容易發生膝蓋損傷。此外，蹲著工作，也易磨損膝關節，因為當膝蓋承受著體重且彎曲90度以上時，受到的衝擊力非常大。

股四頭肌和大腿後肌若肌力不足，易導致受傷

為此，強化用來固定膝關節的股四頭肌（大腿前側肌肉）和大腿後肌（大腿後側肌肉），就顯得非常重要。因為膝蓋彎曲支撐體重時，是由股四頭肌負責支撐膝蓋；而我們往前踏步時，也會使用股四頭肌。大腿後肌的角色則是支撐住屈膝轉身時的膝蓋，還可藉由大腿後肌讓走路或跑跳時能瞬間停止。

換言之，若大腿後肌衰弱，膝蓋的半月板或韌帶（十字韌帶、內側韌帶）就非常容易受傷。而這兩條肌肉不夠強健時，也容易引起關節炎等相關疼痛問題。

強化股四頭肌的伸展運動

Exercise 01　股四頭肌組合運動

目的	強化股四頭肌和股內側肌。
次數	做15～20次，共2回。

Point　將注意力放在作用的肌肉上，用力緊縮股四頭肌。

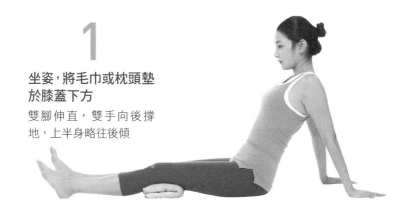

1

坐姿，將毛巾或枕頭墊於膝蓋下方

雙腳伸直，雙手向後撐地，上半身略往後傾

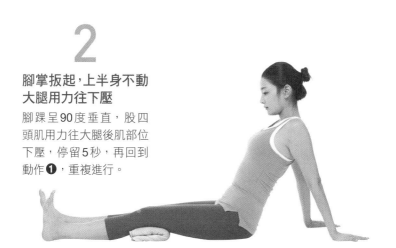

2

腳掌扳起，上半身不動大腿用力往下壓

腳踝呈90度垂直，股四頭肌用力往大腿後肌部位下壓，停留5秒，再回到動作❶，重複進行。

Exercise 02 小蹲坐運動

目的	強化股四頭肌,提升肌肉平衡能力
次數	做15～20次,共2回。
Point	屈膝時,膝蓋不可超過腳尖。

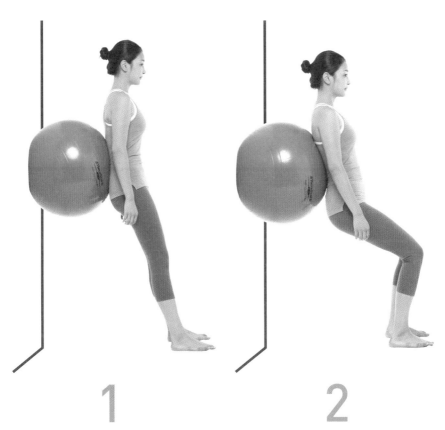

1

背向牆壁,以腰部位置頂住健身球

背部靠於健身球上,雙腳張開與肩膀同寬站立。

2

上半身不動,臀部下蹲坐

膝蓋慢慢彎曲,向下蹲坐,再回到動作❶,重複進行。

Exercise 03 腿部伸展運動

目的 | 強化股四頭肌的耐力與肌力。
次數 | 做10～15次，共3回。
Point | 注意臀部不可離開坐墊，且腳尖不可朝外，需保持一直線。

1

坐於器材椅墊上
調整靠墊，腰背挺直，
將滾筒置於腳踝上方。

2

大腿用力，將滾筒抬起
股四頭肌用力，伸直膝
蓋，停留1秒後，再慢慢
回到動作❶，重複進行。

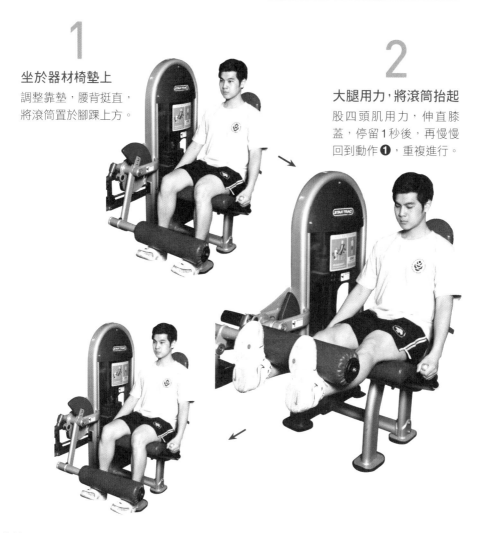

大腿後肌強化運動

Exercise 01　腿部彎舉運動

目的　｜　強化大腿後肌的耐力與肌力。

次數　｜　做10～15次，共3回。

Point　注意臀部不可離開坐墊，且腳尖不可朝外，需保持一直線。

1

調整靠墊後，坐於腿部彎舉器材椅上

腰背挺直坐好，將滾筒調整於腳踝後。

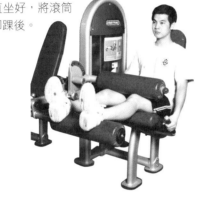

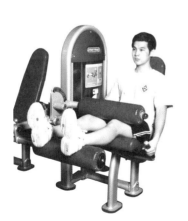

2

大腿用力，將滾筒往下壓

大腿後肌用力，膝蓋彎曲90度，停留1秒後，再慢慢回到動作❶，重複進行。

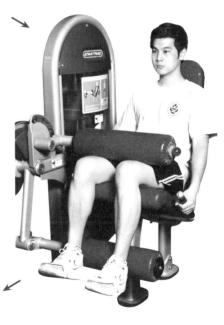

腳踝 強化肌力與穩定度，預防韌帶受傷

　　腳踝疼痛的主因，多是因扭傷而使韌帶受損，或其後遺症所致。就如前文所提到的，韌帶中有許多本體感覺神經，這些神經負責感應身體的位置和位移，以維持身體平衡。**當韌帶受傷，就會導致腳踝不穩定，因而不斷發生扭傷，讓腳踝的狀態越來越惡化。**

　　腳踝負責承受全身的重量，若其失去了平衡，身體就會嚴重不穩。尤其當我們跑步時，給予腳踝的衝擊甚至可達到體重的100倍以上，因此提升腳踝的穩定度非常重要。

支撐腳踝的肌肉強健，就能減輕韌帶負擔

　　走路時，腳踝主要是上下移動，以及些許的左右移動。然而，問題在於當身體改變方向或被左右推擠時，腳踝就會連帶左右移動，可能傷及腳踝的韌帶。尤其腳踝的骨骼構造上很容易向內側拐彎，而且外側韌帶也比較細短。當腳踝被向外推的時候，用來支撐的肌肉相對也比較弱，因此腳踝扭傷大都發生於內側。

　　換言之，支撐腳踝關節的肌力若夠強，對韌帶的負擔也能有所減輕；但若肌力不足，腳踝只依靠韌帶支撐，就會使韌帶鬆弛或裂傷。而提升腳踝的穩定性的唯一方法，就是強化肌力，並努力恢復韌帶裡本體感覺神經的平衡。

提升腳踝穩定度

Exercise 01 腳踝等長強化運動

目的 ｜ 強化腳踝肌力和可動性。

次數 ｜ 4個動作分別做15～20次，共2回。

Point 請勿轉動小腿脛骨，只能利用腳踝進行訓練。

〈背側彎曲〉

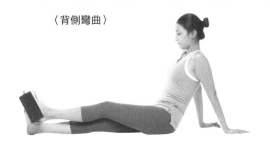

〈內翻〉

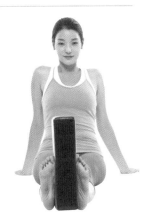

〈底側彎曲〉

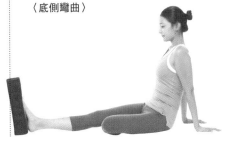

〈外翻〉

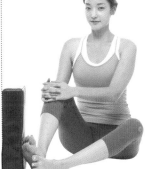

1

坐姿，將瑜珈磚或枕頭靠於牆邊

坐於地上，以腳掌固定磚塊，雙手向後撐地。

2

利用腳掌的力量，反覆進行上圖4個動作

運用腳踝的力量，反覆進行背側彎曲、底側彎曲、內翻、外翻的伸展。

Exercise 02 彈力帶腳踝強化運動

目的 ｜ 強化腳踝可動肌肉的力量。
次數 ｜ 做15至20次，共2回。
Point 請勿轉動小腿脛骨，只能利用腳踝進行訓練。

〈背側彎曲〉　　　　　　〈底側彎曲〉

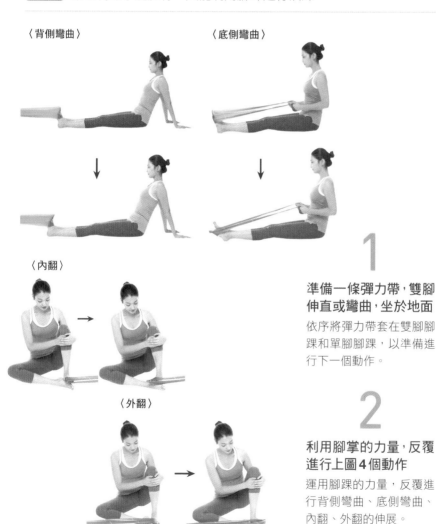

〈內翻〉

〈外翻〉

1

**準備一條彈力帶，雙腳
伸直或彎曲，坐於地面**

依序將彈力帶套在雙腳腳
踝和單腳腳踝，以準備進
行下一個動作。

2

**利用腳掌的力量，反覆
進行上圖4個動作**

運用腳踝的力量，反覆進
行背側彎曲、底側彎曲、
內翻、外翻的伸展。

Exercise 03 單腳平衡訓練

目的　｜　提升下肢平衡與本體感覺神經。

次數　｜　左右腳交替各做1分鐘，共2回。

Point　移動足部或提起的腳落地時，請重新再做一次。進行時，大拇趾請用力，運用「感覺」維持平衡。

〈張眼單腳站立〉　　　　〈閉眼單腳站立〉

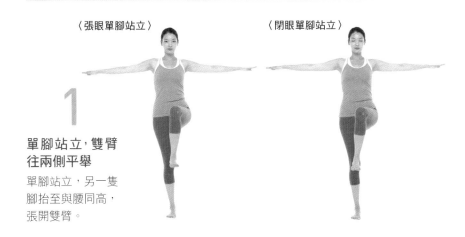

1

單腳站立，雙臂往兩側平舉

單腳站立，另一隻腳抬至與腰同高，張開雙臂。

〈張眼單腳踮起〉　　　　〈閉眼單腳踮起〉

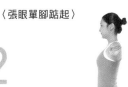
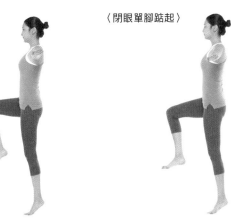

2

停留1分鐘

若覺得難易度較低或經過練習而變得容易時，可以閉上眼睛或踮腳，提升訓練強度。

動態伸展，
比靜態伸展更安全

　　肌肉是以上下、左右、前後相對位置兩兩連接，並且互相調節動作和進行運動。舉例而言，當我們彎曲手肘舉啞鈴時，肱二頭肌收縮，位於另一側的肱三頭肌則放鬆，以幫助肱二頭肌有效收縮。為此，感到腰背肌肉僵硬時，可做仰臥起做等腹肌訓練，放鬆腰背肌肉，訓練效果更好。換言之，**當一側的肌肉僵硬時，訓練另一側肌力效果會更顯著。**

工作或運動30分鐘後，請做簡易動態伸展放鬆

　　肌肉越使用越鬆軟、延展性越好，這是身體每一部位的共通反射狀況；因此，我們可以運用這種反射作用鍛鍊肌力，例如在工作30分鐘後做1分鐘的簡易的動態伸展運動；以及運動30分鐘後做5分鐘的簡單動態伸展運動，如此，更能有效率地維持身體的柔軟度和肌力。

　　但是，有些人習慣在一早起床或運動前做伸展，這是錯誤的作法。因為，當身體處於僵硬狀態下，馬上做伸展運動是非常危險的行為，易使僵硬的組織被撕裂；不僅如此，亦會使原本僵硬的肌肉變得更僵硬、緊繃。

　　如果你平日常覺得全身僵硬，肌肉和關節不太靈活，請勿犯下「做靜態伸展可放鬆肌肉」的錯誤方法。建議先從簡單的動態伸展開始，例如：開合跳、弓箭步伸展、向後踢臀跳等，提高肌肉溫度，更能有效紓展肌肉，避免僵硬的肌肉突然被拉扯開而受傷。

提升柔軟度，
降低意外受傷的機率

　　柔軟度，是維持良好身體狀態的基本條件之一，也是提升運動表現的關鍵。若早上起床時身體僵硬到非常難受，即表示你的身體僵硬，柔軟度不足。當僵硬的身體被迫動起來時，就特別容易受傷。

　　不僅如此，**身體柔軟度不足，會使身體、關節的活動範圍受限，因而無法使出足夠的力量，做出正確的動作，影響運動表現。**

　　柔軟度不僅會對運動造成影響，在我們的日常生活中也相當重要。如果你久坐起身後，腰無法挺不直，或感覺髖關節僵硬而走路不舒服，多半都是柔軟度不足所致。

動態伸展和走路是最基本的動作，常做可延緩退化

　　現代人坐著的時間越來越長，運動時間卻遠遠不足，大多數人以車代步，平常的活動型態只侷限於少數幾種。因此，我們的身體很容易區分出「常做的動作」和「不常做的動作」。不常做的動作導致部分肌肉、關節和韌帶退化，這些組織變得萎縮而脆弱，功能也跟著衰退。最後，導致柔軟度和肌力變得更差，身體機能也逐漸衰退。

　　為此，我推薦給現代人的入門運動是動態伸展和走路。因為若平常不運動而突然上健身房跑步、舉槓鈴等較劇烈的運動，非常容易受傷。為此，必須從最基本的動作開始，那就是動態伸展和走路。其中動態伸展就類似國小時期學過的國民健康操和有氧體操。

而走路是人類最基本的動作，也是一項可以均衡活動全身關節的運動，且不需要太費力氣。只要多走路，基本上身體就不容易出現什麼特別的病痛。至於常見的靜態伸展，是當動態伸展或走路都無法解決問題時，才用來拉長肌肉或關節的運動。

過於柔軟，易使肌肉和韌帶鬆弛而受傷

雖然肌肉柔軟可以預防受傷，但是「柔軟過度」也不佳。畢竟肌肉的作用是固定骨骼和關節，過度柔軟，就會使關節不穩、鬆動，甚至出現反折的情形。例如：手肘往後轉、膝蓋往後折，拇指可以碰到拇指一側的手臂。這樣的身體不是柔軟度好，而是「不穩定」。

有些人天生如此，雖然對日常生活沒什麼大礙，但進行運動或提重物等需要出力的動作時，就會遇到障礙。

曾有個先天關節鬆弛、柔軟過度的高爾夫球選手，每當他開始打球，全身的關節和肩膀都會疼痛；這就因為天生關節不穩，再加上運動時的力量撞擊，使關節、肌腱、韌帶、肌肉等碰撞、移動，以致於受傷。反之，當這位選手不打高爾夫球時，就不會有任何疼痛的症狀。

為此，天生關節鬆弛的人，在運動時務必特別小心，極有可能引發關節疼痛。而改善的方法，就是鍛鍊軸部肌肉，使之強化，再徹底進行提升平衡感的本體感覺運動，如此，就能降低運動傷害的發生機率。

走路，
是最好的運動

人是步行的動物，因此走路是最符合人體姿勢的動作。走路，可以均衡活動全身關節，包括腳踝、膝蓋、臀部、脊椎、肩膀等，使我們的身體達到平衡。而走路不同於跑步，不會造成軟骨過度負擔，並可適度地刺激韌帶、收縮肌肉、促進血液循環，維持身體健康。

走路能產生 α 波，使大腦安定

除了運動效果，也會使大腦變得更靈活。據研究，走路時能產生 α 波，使大腦安定，身體更安穩。然而，唯有「正確的走路姿勢」，才能獲得以上的效果。

而**正確的走路姿勢，是自然地踏出步伐，成人的步距約60～80公分，腳與肩膀同寬，每分鐘約60步的頻率。**此外，步幅不宜太大或太快，如此，就無法達到走路的最佳功效，也容易受傷。

此外，因應健走瘦身的熱潮，健走鞋也紛紛上市。不久前曾流行過馬賽族健康鞋，其是一種依自然行走方式所製成的鞋，鞋底呈現圓弧形，適合因腳踝僵硬或受傷，而無法活動腳踝的人穿著。事實上，在一般正常情況下，檢查自己屬於扁平足或高足弓，再穿著調整後的適合鞋墊即可，無須穿著特殊鞋款。

掌握身體力學，
維持正確的腰椎與骨盆律動

　　身體力學這個名詞，聽起來像是生疏的科學用語，其實是一個非常重要的概念。簡單來說，就是要我們維持正確的體態、柔軟的動作、良好的組織。關於身體力學的範疇主要可分為腰椎與骨盆的律動、肩胛骨與肱骨的律動、O型腿、X型腿、扁平足等。

　　脊椎支撐於骨盆上方，兩者是一個集合體且同時活動——當腰椎前彎時（向前彎腰），骨盆就會往前彎（圖3-2）；當腰椎呈一直線，骨盆上端便向後傾；當行走時，骨盆會出現左右、上下的位移——這就是所謂「腰椎—骨盆律動」，我們必須維持好這個律動，才不會受傷。

久坐會造成腰椎和骨盆僵硬，無法同步律動

　　經常久坐的人，因為腰椎與骨盆變得僵硬，以致無法產生前述的律動，例如：骨盆歪斜的人走路不對稱，運動自然會受傷；當腰椎無法維持前彎狀態，就容易發生椎間盤突出；坐姿傾斜而使腰椎與骨盆歪斜的人，容易罹患脊椎關節炎；一旦骨骼歪斜，肌肉失衡也是必然的結果，因為當一邊肌肉被拉長時，另一邊肌肉則會變短且僵硬。

　　我建議大家平常可多做貓牛伸背式、骨盆前後左右轉動的運動；而坐著的時候，應避免斜靠一側而坐，並且牢記經常起身活動腰部和骨盆。

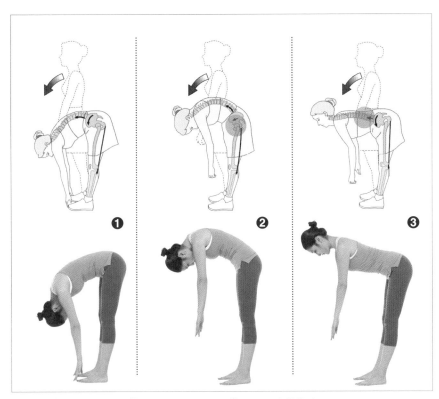

圖3-2：❶正常的姿勢；❷骨盆無法彎曲時；❸腰椎無法彎曲時。

預防脊椎彎曲、傾斜

Exercise 01　貓牛伸背式

目的　強化體幹的延展性與柔軟度。

次數　做3次，共2回。

[Point]　伸展至最大極限時，請停留20～30秒。

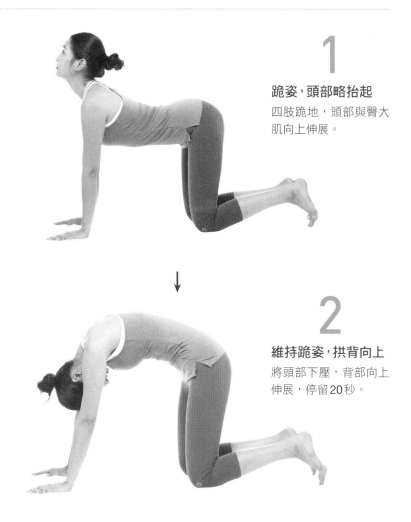

1

跪姿，頭部略抬起

四肢跪地，頭部與臀大
肌向上伸展。

2

維持跪姿，拱背向上

將頭部下壓，背部向上
伸展，停留20秒。

肩胛骨周圍肌肉僵硬，「肩胛骨與肱骨律動」就會不佳

　　肩胛骨是一種軸心，它連接體幹並負責調節肩關節，因此當肩胛骨周邊肌肉不夠柔軟時，就會對肩關節造成影響。

　　此外，手臂向側邊提高至90度時，肩胛骨是沒有動作的；但提高超過90度以上時，肩胛骨就必須同時向側邊移動（圖3-3），手臂才能自然提高到160度──而這就是所謂「肩胛骨─肱骨律動」。

肩胛骨周圍肌肉較小，必須細心照顧

　　若你平常肩膀痠痛、背部僵硬疼痛、轉動肩膀會發出聲響，或者罹患頸椎椎間盤突出的人，多半都是因為「肩胛骨─肱骨律動」不夠柔軟；而這個現象，也經常發生在背重物而扭傷背部肌肉、高爾夫球不當揮桿，而使背部出現「啵」的聲音。此外，姿勢不良、習慣側睡的人也會有上述類似症狀。

　　由於肩胛骨的肌肉較小，因此平日需要細心照顧，且必須徹底紓緩與肩胛骨連接的肌群，例如頸部、肩膀和手臂，避免其衰弱、僵硬，影響肩胛骨的活動。

　　事實上，許多超過40歲的人，幾乎都有肩膀和肩胛骨附近的僵硬問題。因此，我建議平日可多做紓緩肩胛骨的運動，放鬆周圍肌肉。

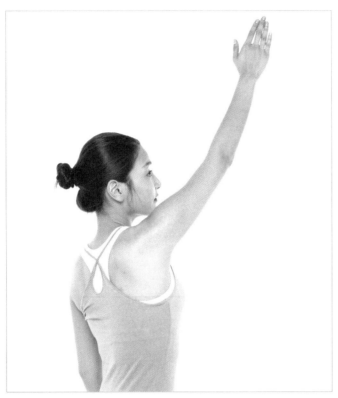

圖3-3：手臂往側邊提高90度以上時，肩胛骨也會跟著往側邊移
動，這是自然的人體力學現象。

紓緩肩胛骨的運動

Exercise 01 肩膀旋轉運動

目的　有助於提升肩關節活動範圍與穩定度。
次數　做 10 次，共 2 回。
Point　身體放鬆，自然地轉動肩膀。

1

腰背挺直站立

站姿，放鬆肩膀，視線向前。

2

轉動肩膀，活動肩胛骨

將肩膀由前往後轉動，放鬆全身。

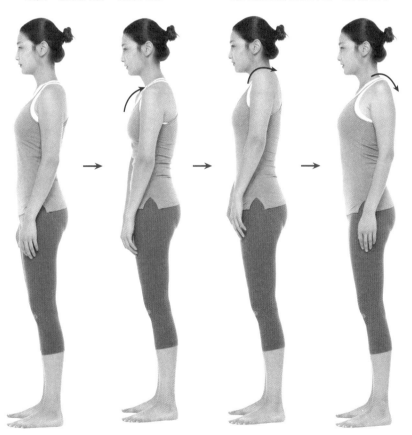

Exercise 02　肩膀前推運動

目的　有助於提升肩胛骨的穩定度。

次數　做10次，共2回。

Point　兩邊的肩胛骨往前推時，請盡量推至極限為止。

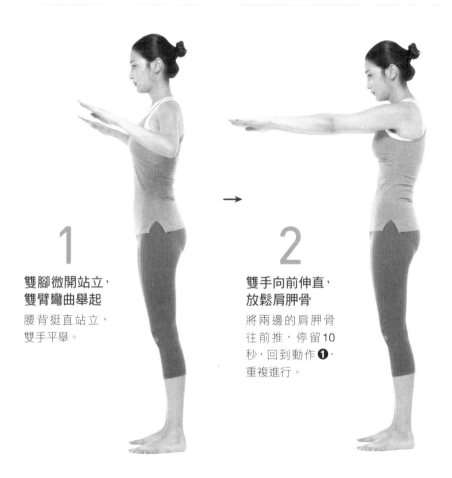

1

**雙腳微開站立，
雙臂彎曲舉起**

腰背挺直站立，
雙手平舉。

2

**雙手向前伸直，
放鬆肩胛骨**

將兩邊的肩胛骨
往前推，停留10
秒，回到動作❶，
重複進行。

Exercise 03 肩胛骨向後推擠

目的 ｜ 提升肩胛骨的穩定度。

次數 ｜ 做10次，共2回。

Point 伸展至最大極限時，請停留10秒。

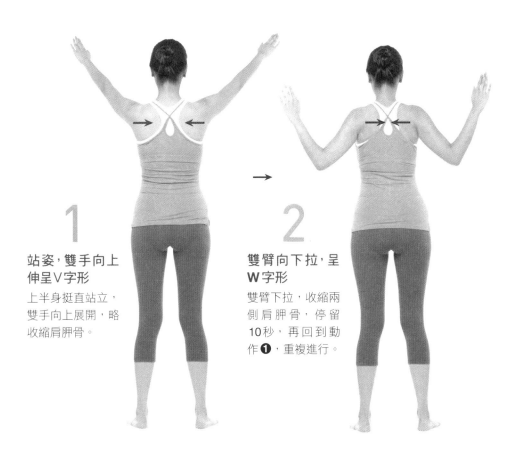

1
站姿，雙手向上伸呈V字形

上半身挺直站立，雙手向上展開，略收縮肩胛骨。

2
雙臂向下拉，呈W字形

雙臂下拉，收縮兩側肩胛骨，停留10秒，再回到動作❶，重複進行。

運動，可矯正O型腿和X型腿

　　O型腿在外觀上並不美觀；然而，比起美觀問題，我們更需要注意功能的損害。O型腿會使膝蓋內側的關節軟骨和半月板容易磨損而破裂，這是典型的關節炎狀態。此外，膝蓋會越來越彎曲，使膝蓋的前側肌腱（髕骨肌腱）受到壓力，引發肌腱炎；而膝蓋外側的構造相對變得緊繃，可能導致髂脛束發炎的問題。

　　不僅如此，O型腿會對足部造成嚴重影響，形成功能性扁平足，進而出現阿基里斯腱炎或足底筋膜炎等問題；骨盆會向內轉而疼痛，腰椎也可能產生疼痛。

　　原則上，O型腿可以治療。若是發育期的孩子，建議**可以利用運動矯正**，利用「**將膝蓋向內靠攏的站立**」方式，防止膝蓋繼續變形（圖3-4）。然而，若是成人或嚴重O型腿和關節炎的人，則必須藉由手術，讓腿部變直，再輔以運動治療。

　　而X型腿，則是站立時兩腳腳踝無法併攏。X型腿的人，多半會出現膝蓋內側疼痛，且對足部、腰部造成影響。我們可以透過盤腿坐姿等訓練，阻止併發症的發生。

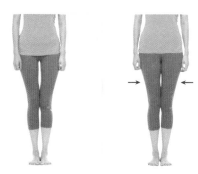

圖3-4：O型腿矯正運動。站姿，膝蓋向內靠攏，停留10秒再放鬆，重複10次，共2回。

功能性扁平足，
是後天不良習慣所致

　　很少人真正瞭解「功能性扁平足」；甚至對部份醫師而言，也是相對陌生的用語。原則上，扁平足分為兩種，一種是「構造性扁平足」，是指天生足部內側的足弓塌陷；而**「功能性扁平足」則是後天不良姿勢，或長時間穿著構造不佳的鞋款所致。**

　　由於足部必須承受體重，因此骨骼構造呈現弓型。大家應該都看過讓車輛通行的弓型拱橋，可見弓型能夠承受很大的重量。然而，再強健的足弓，如果持續承載重量也是會塌陷的；以醫學專門用語來說，這就是腳踝關節「過度內旋（overpronation）」。

　　此症狀主要發生在長時間步行、站立、跑步、跳躍，或是穿著不合適的鞋子，例如無法固定足部的寬鬆鞋子、拖鞋，以及年輕人很流行的平底帆布鞋，都無法支撐足弓，因而導致足弓塌陷。足弓塌陷時，腳底就會變得像扁平足一樣——腳踝的內側下陷，踝骨下關節（圖3-5）內側也跟著下陷，外側則相對向上提高。

足弓失去支撐，連帶使腳踝不穩定而易扭傷

　　腳踝有兩個關節——踝關節和踝骨下關節。踝關節負責使腳踝上下活動，踝骨下關節則是讓腳踝左右移動。一旦關節歪斜，就會造成關節的過度負擔，讓支撐腳底的筋膜（足底筋膜）變得鬆弛而發炎，嚴重時甚至會被撕裂。至於踝骨下關節彎曲時，連接於後腳跟的阿基里斯腱也

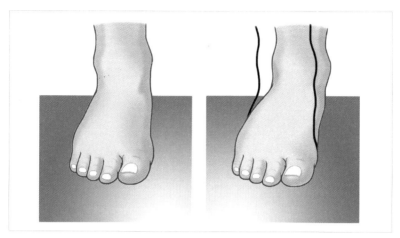

圖3-5：平底帆布鞋因無足弓支撐設計，容易導致足弓塌陷。和腳踝內側下陷，踝骨下關節內側下陷，引起疼痛。

會跟著被扭轉，並且引發阿基里斯腱炎。

　　一旦踝骨下關節歪斜，將會使腳踝不穩定，容易發生腳踝扭傷的情形。若此時過度跑步，就會對骨骼造成影響，進而誘發腳趾疲勞骨折和脛骨疲勞骨折。踝骨下關節彎曲時，會使腳踝所支撐的脛骨向內旋轉（圖3-6），最後可能造成膝關節歪斜，導致膝蓋肌腱炎、膝蓋疼痛。

　　變形的膝蓋不僅會影響骨盆，也會影響腰椎而產生疼痛；其中若是O型腿患者，其疼痛更為嚴重。因此，我們必須採取「重建足弓的運動」矯正扁平足，可透過按摩和伸展運動，讓阿基里斯腱和足底筋膜變得更緊實（圖3-8）；此外，在鞋底加入可支撐足弓的醫療用鞋墊（圖3-7），也是不錯的方法。

　　此外，不僅功能性扁平足會造成傷害，足弓過高，也會造成足部傷害。因為高足弓會使足弓承受過度的壓力，容易導致足底筋膜炎。因為體重集中落於足底前後，後腳跟和足底前端就會感到疼痛。然而，只要使用能分散體重的醫療用鞋墊，便有助於改善疼痛。

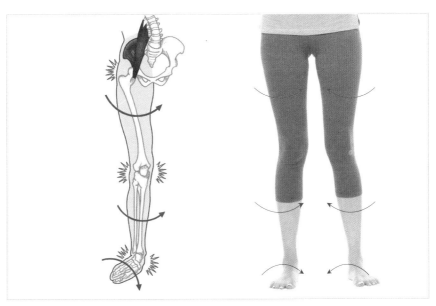

圖3-6：踝骨下關節彎曲時，會使腳踝所支撐的脛骨向內旋轉，最後可能造成膝關節歪
　　　　斜，導致膝蓋肌腱炎、膝蓋疼痛。

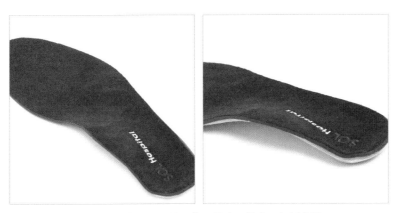

圖3-7：無論是扁平足或高足弓，皆可使用醫療用鞋墊，紓緩症狀。

圖3-8：足部伸展與按摩（1）

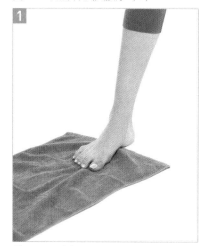

❶ 單腳踩毛巾。

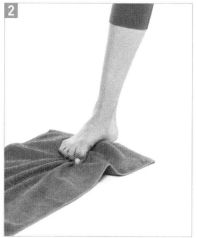

❷ 用腳趾抓起毛巾。

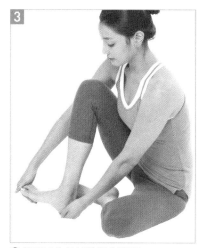

❸ 雙手抓住足部前端和腳跟。

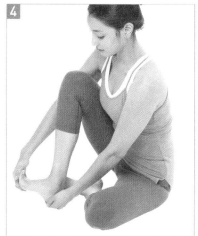

❹ 按摩、伸展足底。

圖3-8：足部伸展與按摩（2）

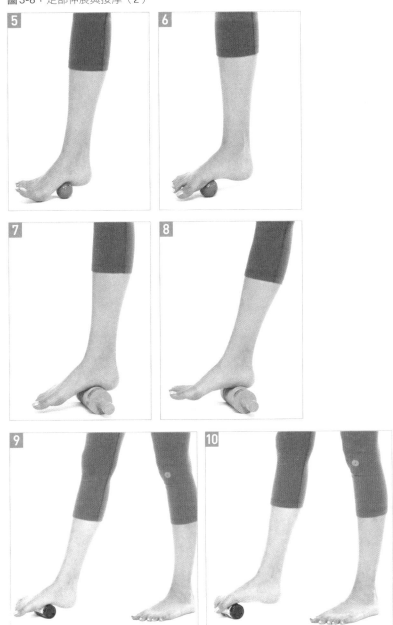

❺～❿：用棍子（或球、瓶子）置於足底，前後推動足部，放鬆肌肉。

透過「平衡運動」，
維持身體最佳狀態

　　小腦、耳朵的前庭、眼睛、肌肉骨骼系統的本體感覺神經，可以使身體保持平衡；反之，若這些器官退化、老化後，平衡感自然下降，因此年長者容易跌倒，也是因為這個緣故。

　　雖然肌肉骨骼系統中，關節僵硬、肌肉衰弱、韌帶衰弱也是平衡感下降的原因之一，但工作過度或運動傷害到組織且使本體感覺神經功能下降時，也會讓平衡感變得更差。

器官、關節、肌肉、韌帶若衰弱，會使平衡感下降

　　所謂的平衡感，並不單純只是維持身體平衡而已，有了上述4種神經的幫助，我們可藉由調節肌肉張力來調整所謂的協調性，例如：該用多少力量、多快的速度來做出一個正確、有節奏且協調的動作。為此，我們可以藉由單腳站立、閉眼站立、上下台階等運動來提高平衡感，以維持良好的身體狀態。

善用大肌肉，
輕鬆遠離疼痛

　　我們身體的大肌肉，如腹肌、豎棘肌、大臀肌、大腿後肌、肱二頭肌、肱三頭肌、三角肌、胸大肌、前鋸肌、背闊肌、股四頭肌等，都是從體幹連接至四肢，讓四肢得以做出大幅度的動作。例如：背闊肌連接脊椎、肩膀和手臂，讓這些部位能做出活動範圍較大的動作（圖3-8）。

　　此外，這些肌肉經過2個以上的關節，使這些關節得以活動。例如：大腿前側的股四頭肌，就是從骨盆經過髖關節，最後再連接至膝蓋（圖3-9）。

　　股四頭肌讓大腿能大幅度地動作，例如踢足球。然而大肌肉只要一受損，就會對整個身體帶來影響。因為這些肌肉多是左右對稱，一旦單邊肌肉僵硬，身體便會失衡，動作也會出現異常。以背闊肌來說，只要一邊僵硬，身體就會向一邊傾斜。此外，由於是大肌肉的關係，肌肉活動量多，也會受到許多其他肌肉的扭轉壓力。例如：當我們做出轉動體幹的動作時，位於骨盆的股四頭肌等肌肉可能會被扭轉而受傷。

當大肌肉收縮時，身體會產生強大爆發力

　　事實上，這些大肌肉鮮少被使用。一般日常生活中，可能只使用10％左右，運動時也不見得被100％使用。這裡所謂的肌肉使用，是指肌肉收縮，具體而言就是肌纖維收縮的程度有多少。假使肌纖維有100條，卻只收縮了10條，那麼我們會說只使用了10％。然而，當這些大

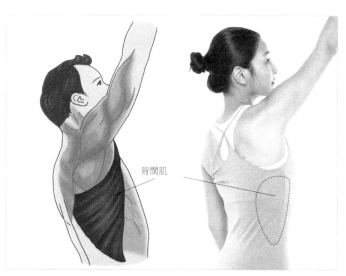

圖3-8：背闊肌位置示意圖。

肌群進行100%收縮時，力量就會相當驚人，身體就能出現強大爆發力。這也就是為什麼運動員，多半會積極訓練大肌肉的原因，以力求更好的運動表現。

提升肌力和柔軟度，學會如何有效使用大肌肉

反之，若不徹底使用大肌群，身體就會找小肌肉代償，如此，就會對小肌肉造成過度的負擔。因此若能學會如何有效使用大肌肉，就能避免不必要的傷害。而積極改善方法就是必須努力訓練肌力和柔軟度，例如，扶地挺身、仰臥起坐、推舉運動、橋式動作、提髖運動、小蹲坐、直膝抬腿（SLR）等運動。

另外，日常生活中，請勿只靠手臂的力量提重物，而是利用下肢與

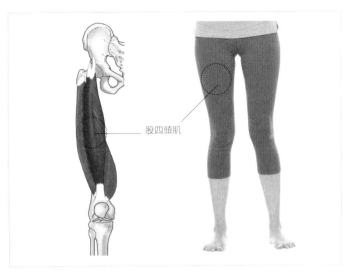

股四頭肌

圖3-9：股四頭肌位置示意圖。

體幹的力量，將重物靠近身體再提起；進行旋轉身體的運動時，也要盡量將四肢緊貼體幹，用四肢來轉動身體。以高爾夫球揮桿動作而言，請盡量將手臂貼緊身體，**妥善運用大肌肉，就可以降低小肌肉的負擔**，同時還能維持平衡感，提升擊球的遠距離。

20個緩解肌肉疼痛的放鬆運動

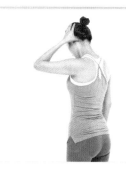

Exercise 01
紓緩肩頸痠痛

頭部緩慢地向左右轉動，或朝前後、左右彎下。若感覺不舒服，可先用手指輕輕按摩紓緩，再進行。

＊各做10次。

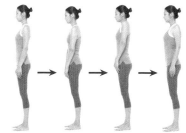

Exercise 02
放鬆肩胛骨

肩膀放鬆，像畫圓一樣轉動肩胛骨，向前後、左右推動肩胛骨。

＊各做10次。

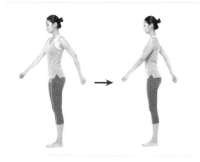

Exercise 03
紓緩手臂痠痛

雙臂放鬆，自然下垂。像走路時一樣，緩慢地擺動手臂。

＊持續3分鐘。

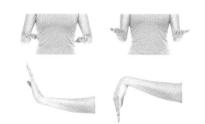

Exercise 04
消除手腕不適

❶ 反覆翻動手腕，紓緩前臂肌肉。
❷ 輕輕甩手腕，反覆進行曲腕和伸直的動作。

＊各做10次。

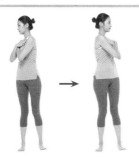

Exercise 05
放鬆上半身

將雙臂交叉於胸前（或貼於後腦杓），向左右轉動上半身。

＊各做10次。

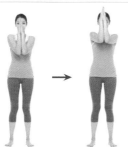

Exercise 06
消除手臂壓力

雙臂合攏，夾緊於胸前，將雙臂輕輕向上下移動。

＊做10次。

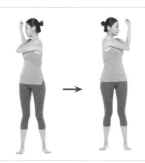

Exercise 07
放鬆肩膀肌肉

一隻手置於另一側肩膀上，再朝該肩膀的方向輕輕轉身。完成後，再換邊重複進行。

＊各做10次。

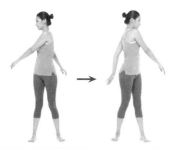

Exercise 08
手臂放鬆運動

站立，放鬆手臂；轉動上半身讓使臂向左右甩動。

＊各做10次。

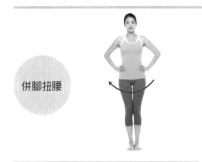

併腳扭腰

Exercise 09
骨盆放鬆運動

❶ 併腳站立，像搖呼拉圈一樣左右扭腰。若感覺某部位扭轉不順或疼痛，請限制轉動範圍，以消除卡住或疼痛感。

❷ 腳張開與肩同寬站立，左右扭腰。若為了紓緩骨盆肌肉，可將腳張開大於肩寬，左右扭腰。

＊各做10次。

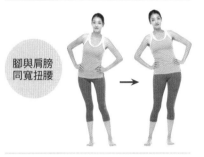

腳與肩膀
同寬扭腰

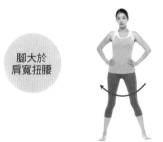

腳大於
肩寬扭腰

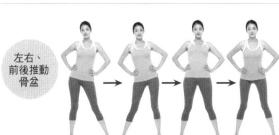

左右、
前後推動
骨盆

Exercise 10
臀部紓緩運動

雙腳張開與肩同寬站立；在腰不會痛的範圍內，往左右、前後推動骨盆。

＊各做10次。

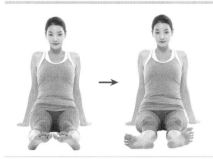

Exercise11
腳踝放鬆伸展

伸直雙腳坐下，雙手撐在臀部旁；將腿往內、外轉動。

＊各做10次。

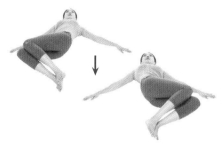

Exercise 12
臀大肌伸展

躺平屈膝，雙手自然張開。在腰不會痛的範圍內，將腿壓向左右兩側，上半身盡量不動。

＊各做10次。

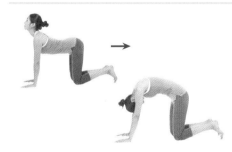

Exercise 13
腰背伸展

做貓式，維持30秒；接著做牛式，維持30秒。

＊各做3次。

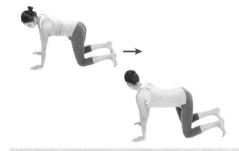

Exercise 14
紓緩骨盆

以貓式姿勢，左右推動骨盆。

＊各做10次。

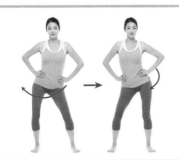

Exercise 15
骨盆搖擺伸展

膝蓋彎曲20至30度，臀部往後翹，
做出蹲馬步的姿勢，並放鬆腰、骨
盆、膝蓋的力量，在不會痛的範圍
內，左右輕輕轉動。

＊各做10次。

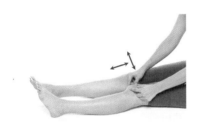

Exercise 16
膝蓋放鬆按摩

伸直雙腳坐下；膝蓋放鬆，往上下、
左右推動膝蓋骨。

＊各做10次。

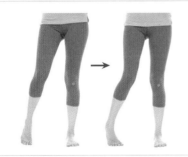

Exercise 17
小腿放鬆扭轉

左腳站穩，右腳腳尖撐地，以右腳尖
為軸轉動腿部。完成後，換左腳重複
進行。

＊各做10次。

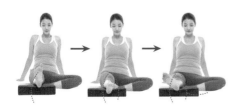

Exercise 18
腳踝扭動伸展

坐於地板，左腳彎曲，右腳伸直，以
右腳趾頭劃寫英文字母「A」。完成
後，再換邊重複進行。

＊各做10次。

42個改善疼痛的自癒按摩法

頭部

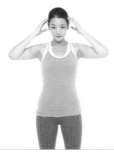

Exercise 01
消除偏頭痛

用手指按壓頭皮。

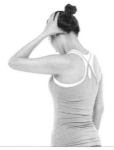

Exercise 02
消除緊張型頭痛

用拇指按壓後腦杓的髮際。

頸部

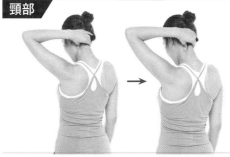

Exercise 01
改善頸部壓力

拇指外的4隻手指併攏，用指腹
輕捏後頸部的肌肉。

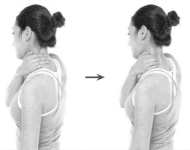

Exercise 02
放鬆頸部肌肉

用手指按壓頸椎旁的肌肉。

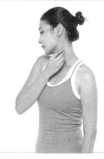

Exercise 03
放鬆胸鎖乳突肌

頸部微微轉向側邊，用手指按摩耳朵下方突出的肌肉。

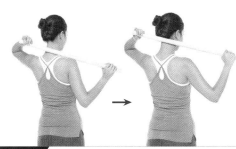

Exercise 04
按摩頸椎肌肉

用棍棒像桿麵般按摩頸部。

肩部

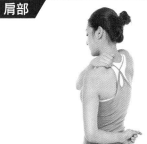

Exercise 01
按摩斜方肌

用手指按壓並往前推另一側肩膀的上斜方肌。

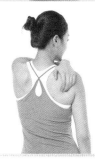

Exercise 02
放鬆肩胛骨

用拇指外的4隻手指按摩另一側肩膀的後方。

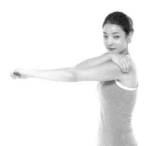

Exercise 03
消除肩膀疼痛

用拇指和4隻手指捏肩膀下方後側的肌肉。

肩胛骨

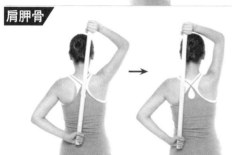

Exercise 01
消除背部疼痛

用棍棒按摩肩胛骨之間的肌肉。

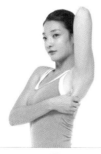

Exercise 02
改善體側痠痛

用手指按摩位於肩膀下方、身體側邊的背闊肌。

手臂

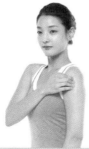

Exercise 01
消除上臂疼痛

用手指按摩位於肩關節正下方的三角肌。

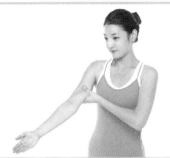

Exercise 02
改善手臂內側疼痛

用拇指按摩肱二頭肌。

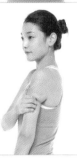

Exercise 03
消除手臂外側疼痛

用拇指按摩肱三頭肌。

手肘

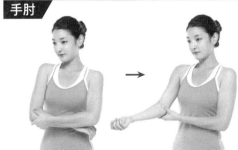

Exercise 01
放鬆手肘肌肉

用手指按摩手肘外側與內側突出
的骨頭部位。

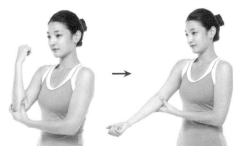

Exercise 02
按壓手肘關節

彎曲手肘後用力按壓手肘,並在
此狀態下將手肘伸直。

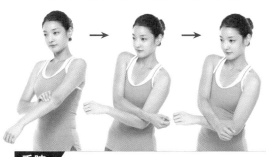

Exercise 03
按摩下手臂肌肉

用手指或手臂前後按摩另一手的前臂。

手腕

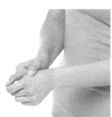

Exercise 01
按摩手掌關節

用拇指上下按摩另一手拇指側邊的手腕。

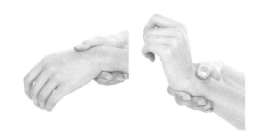

Exercise 02
按摩手腕肌肉

用拇指與食指抓住手腕上下兩側，按摩並使手腕上下活動。

手指

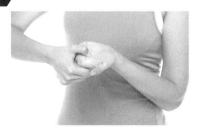

Exercise 01
放鬆手指肌肉

將手指往後扳，再用拇指依序分別按壓、放鬆。

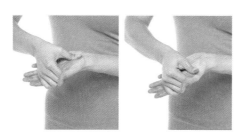

Exercise 02
按壓虎口放鬆

用拇指按壓另一手拇指下方。

背部

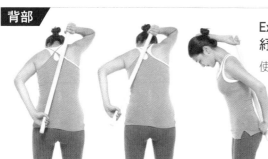

Exercise 01
紓緩背肌

使用棍棒左右按摩背部。

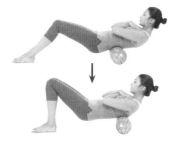

Exercise 02
放鬆腰背肌肉

將滾筒置於地面，躺於滾筒上，往上下、左右移動身軀。

腰部

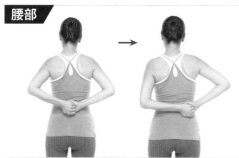

Exercise 01
消除腰部疼痛

雙手互扣，用拳頭最突出的部分按摩腰部肌肉。

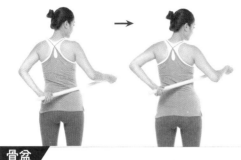

Exercise 02
消除腰椎壓力

使用棍棒按摩腰部。

骨盆

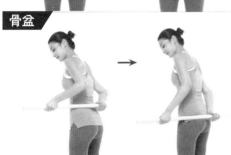

Exercise 01
放鬆臀大肌

使用棍棒按摩骨盆肌肉。

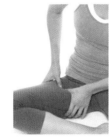

Exercise 02
消除大腿前側痠痛

坐於地板，腿向側邊打開、放鬆，用手指按壓骨盆的前端和側邊，也可以使用手肘來按摩。

大腿

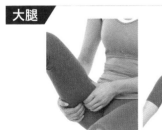

Exercise 01
改善大腿後側疼痛

坐於地板，雙手手指併攏，左右按摩大腿後側的肌肉。

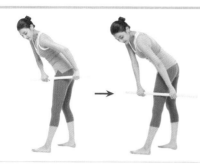

Exercise 02
消除大腿外側疼痛

使用手指、棍棒或滾筒按摩大腿
外側的肌肉。

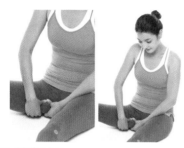

Exercise 03
按壓大腿內側

坐於地板，用手指施力按摩大腿
內側。

膝蓋

Exercise 01
放鬆膝蓋周圍肌肉

坐於地板，上下、左右按摩髕骨
（膝蓋骨）。

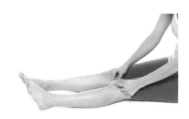

Exercise 02
按壓小腿上側

坐於地板，用手指紓緩膝蓋後側
的肌肉。

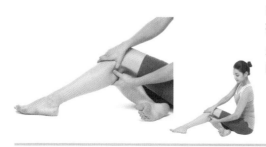

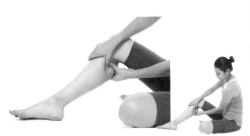

Exercise 03
消除膝蓋後側痠痛

坐於地板，用手指按摩膝蓋內側下方部位。

小腿

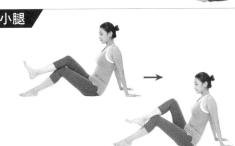

Exercise 01
按摩小腿肚

屈膝坐下，將小腿提起放於另一腳的膝蓋上，上下移動以按摩小腿肌肉。

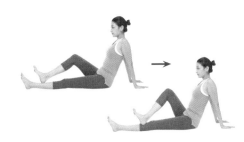

Exercise 02
按摩小腿前側

用腳跟上下來回按摩另一腳的小腿前側肌肉。

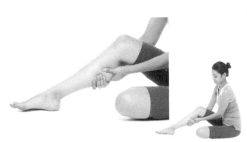

Exercise 03
放鬆緊繃小腿肚

用拇指按壓小腿後側肌肉。

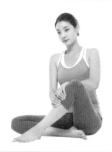

Exercise 04
揉捏小腿肌肉

用拇指外的4隻手指按摩小腿前側肌肉。

腳踝

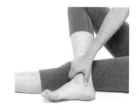

Exercise 01
放鬆腳踝壓力

用手指按摩腳踝骨內外側後方的肌腱。

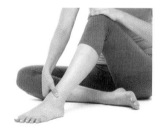

Exercise 02
消除腳踝痠痛

用手指按摩、揉捏腳踝正前方的肌腱。

足部

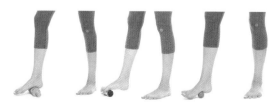

Exercise 01
消除腳底痠痛

棍棒置於地上，用腳底踩住，向前後滾動棍棒。

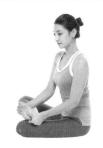 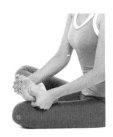

Exercise 02
按壓腳底板

將腳底板向後折，並用手指按壓腳底。

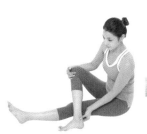 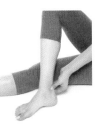

Exercise 03
放鬆腳後跟

用手指按摩腳後跟的阿基里斯腱，釋放壓力。

25個消除疼痛的滾筒按摩與伸展

※ 滾筒按摩守則

❶ 每個部位按摩速度都需緩慢進行。

❷ 若姿勢不標準，請務必調整正確再繼續。

❸ 一天要按摩多次，效果才顯著。

❹ 當皮膚有異狀或受傷時，請勿按摩。

滾筒按摩

按摩雙腳小腿後側肌肉

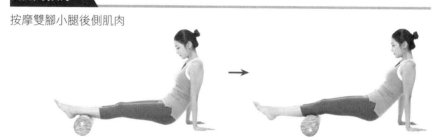

按摩雙腳大腿後側肌肉

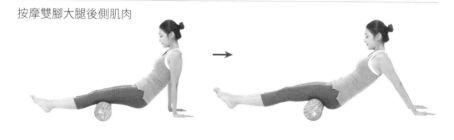

按摩單腳大腿後側肌肉

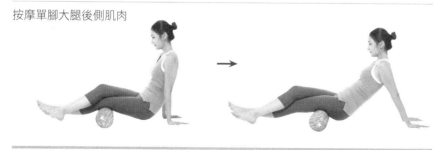

按摩大腿側邊肌肉

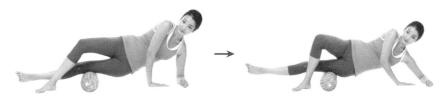

按摩大腿前側肌肉

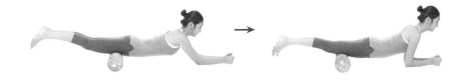

按摩大腿內側肌肉

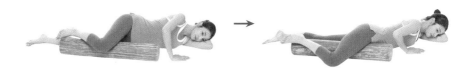

按摩臀部肌肉

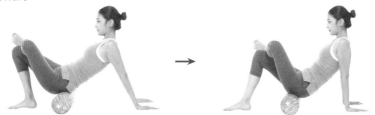

按摩腰背部肌肉

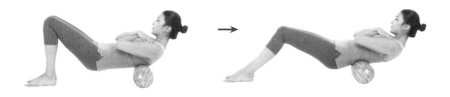

按摩側身肌肉

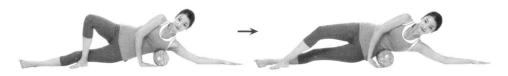

伸展

頸部伸展

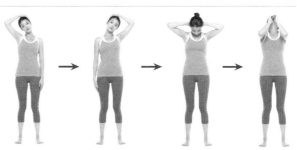

肩膀（肩關節）伸展

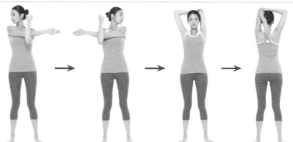

站姿體幹伸展

肩膀與肩胛骨伸展

手腕伸展

骨盆內側肌肉伸展

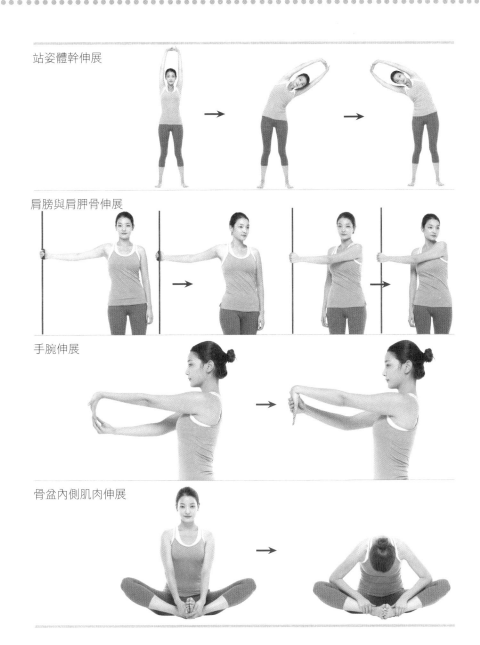

大腿後側肌肉伸展

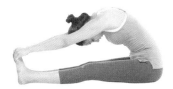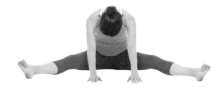

臀肌伸展

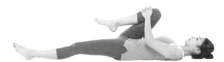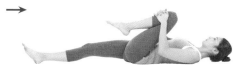

骨盆外側與腰部伸展

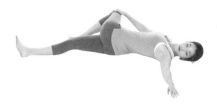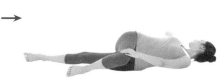

骨盆內側（梨狀肌）伸展

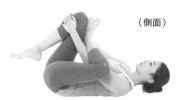〈側面〉 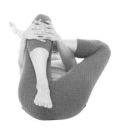〈正面〉

骨盆內側（梨狀肌）伸展

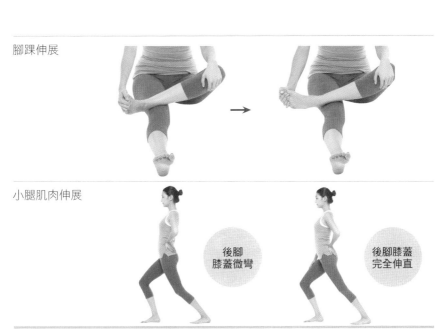

〈側面〉

〈正面〉

下肢前側肌肉伸展

腳踝伸展

小腿肌肉伸展

後腳
膝蓋微彎

後腳膝蓋
完全伸直

腳底伸展

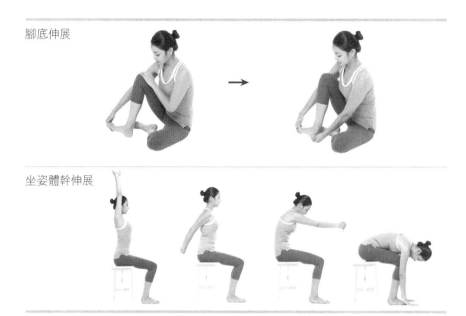

坐姿體幹伸展

28個預防疼痛的肌力強化運動

脊椎▶頸、背、腰

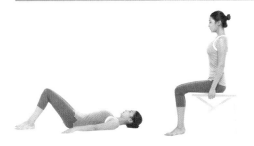

Exercise 01
收腹運動

可強化腹橫肌、骨盆底部肌肉、多裂肌。平躺於地或坐於椅子上,將肚臍往內收夾臀,維持6至10秒。

＊做10次,共3回。

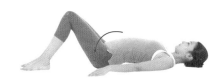

Exercise 02
骨盆傾斜運動

屈膝躺平,手置於地面。骨盆向下轉動,讓腰部與地板產生空隙。

＊做15次,共3回。

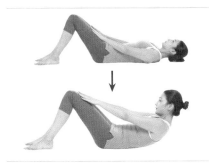

Exercise 03
小型仰臥起坐

屈膝,手置於大腿上方。腹部用力將身體微微抬起,讓雙手可以觸碰到膝蓋為止。

＊做15次,共3回。

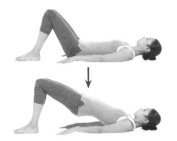

Exercise 04
橋式運動

屈膝躺平,雙手置於地面,將骨盆向上抬起。

＊做15次,共3回。

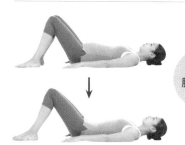

Exercise 05
超人運動

趴於地上，雙手前伸直，將頭抬起。
將左手、右腳伸直向上抬起，維持6
秒後，換邊輪流做。

＊各做10次，共3回。

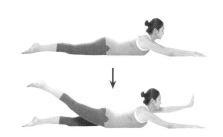

Exercise 06
腹式呼吸

躺平
腹式呼吸

❶ 可平躺、坐著或站著做。
❷ 吸氣使肚子鼓起，感覺肚子往上端
　和兩旁撐開。
❸ 吐氣肚子下陷。

＊做15次，共3回。

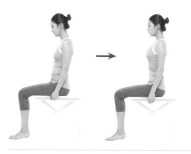

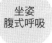

坐姿
腹式呼吸

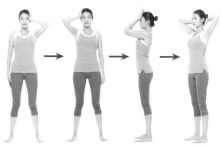

Exercise 07
頸部等長運動

手與頭部互推，維持6秒後，輕輕放
鬆，再重新使力重複。

＊做10次，共3回。

骨盆、臀部

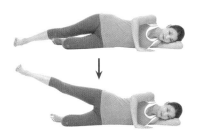

Exercise 01
直膝抬腿（SLR）運動

❶ 請分別進行側躺直膝抬腿和平躺
　直膝抬腿運動。

❷ 抬高後維持10秒，再回致起始位
　置，重複進行。

＊各做10次，共3回。

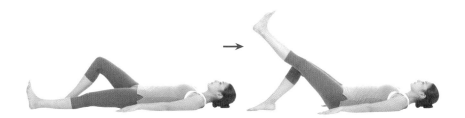

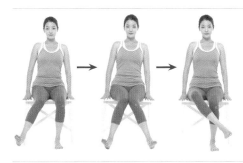

Exercise 02
髖關節內、外旋轉運動

坐於椅子上，以臀部為軸心，將足部
向內、外轉動。

＊各做15次，共3回。

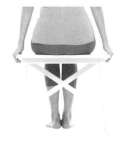

Exercise 03
縮臀運動

括約肌用力以縮緊臀部肌肉，維持6
秒後輕輕放鬆，再重複進行。

＊做10次，共3回。

大腿、膝蓋

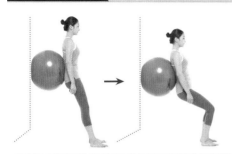

Exercise 01
小蹲坐運動

靠牆站好，膝蓋彎曲30度後伸直，反覆讓身體上下移。

＊做15次，共3回。

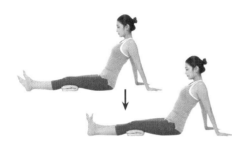

Exercise 02
毛巾提髖運動

可坐、站或躺下；雙腿伸直，大腿用力6秒後，再輕輕放鬆。

＊做10次，共3回。

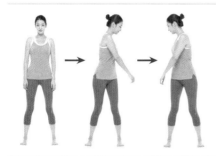

Exercise 03
上半身旋轉運動

腳底推地板以旋轉上半身。

＊左右各做10次。

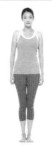

Exercise 04
立正併攏膝蓋運動

站姿，膝蓋伸直併攏，用力10秒後放鬆，反覆執行。

＊做10次，共3回。

下肢

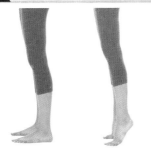

Exercise 01
踮腳伸展

站穩後，提起腳跟再放下。

＊做15次，共3回。

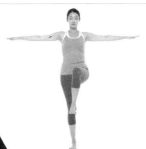

Exercise 02
單腳站立

單腳提起，持續站立1分鐘。
再換邊重複進行。

＊左右各做1分鐘。

腳踝

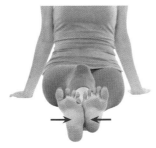

Exercise 01
互推腳踝

❶坐在地板，腳踝交叉。
❷互相推動6秒後放鬆，反覆執行。

＊做10次，共3回。

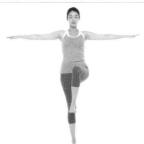

Exercise 02
單腳站立

單腳提起，持續站立1分鐘。
再換邊重複進行。

＊左右各做1分鐘。

肩膀

〈外旋轉〉

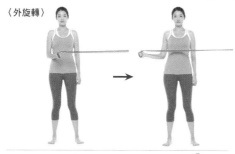

Exercise 01
使用彈力帶進行內旋轉、外旋轉強化運動

使用彈力帶，讓固定於身體旁的手肘往內、外旋轉。

＊做15次，共3回。

〈內旋轉〉

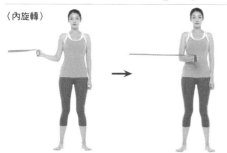

〈外旋轉〉　　〈內旋轉〉

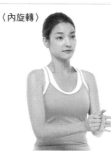

Exercise 02
徒手進行內旋轉、
外旋轉強化運動

將手肘固定於身體旁，使用另一手提供阻力，並往左右推動。

＊各做15次，共3回。

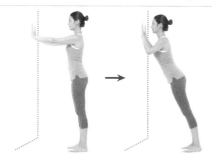

Exercise 03
利用牆壁進行雙臂屈伸

將手臂撐於牆壁，進行屈伸的動作，重複進行。

＊做15次，共3回。

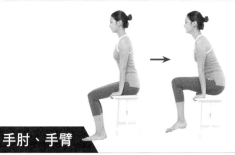

Exercise 04
向上推舉

坐於椅子或地板上，手臂向下壓，將身體向上撐起。

＊做15次，共3回。

手肘、手臂

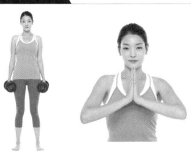

Exercise 01
握啞鈴站立＆手掌互推

❶ 握持啞鈴，站立5分鐘。

＊做5分鐘，共2回。

❷ 雙手合併於胸前，手指互推，6秒後放鬆。

＊做15次，共3回。

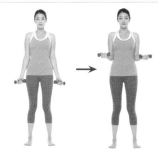

Exercise 02
舉啞鈴

❶ 雙手握持啞鈴。

❷ 手肘向上彎曲，再向下伸直。

＊做15次，共3回。

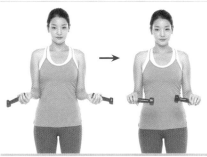

Exercise 03
使用啞鈴訓練手腕

雙手握持啞鈴，手腕向內外轉動。

＊做15次，共3回。

健康樹 健康樹系列065

痛症按摩拉筋全書

從偏頭痛、腰背痛、肩頸痠、手腕麻到低頭族症候群，
114個改善不良生活習慣造成之疼痛自療法

수술 없이 통증 잡는 법

作　　者	羅永武
譯　　者	袁育媗
總 編 輯	何玉美
副總編輯	陳永芬
責任編輯	周書宇
封面設計	李東記
內文整稿	陳培英
內文排版	菩薩蠻數位文化有限公司

出版發行	采實出版集團
行銷企劃	黃文慧・王珉嵐
業務經理	廖建閔
業務發行	張世明・楊筱薔・鍾承達・李韶婕
會計行政	王雅蕙・李韶婉
法律顧問	第一國際法律事務所　余淑杏律師
電子信箱	acme@acmebook.com.tw
采實粉絲團	http://www.facebook.com/acmebook

I S B N	978-986-92812-7-0
定　　價	480元
初版一刷	2016年5月5日
劃撥帳號	50148859
劃撥戶名	采實文化事業有限公司
	104台北市中山區建國北路二段92號9樓
	電話：02-2518-5198
	傳真：02-2518-2098

國家圖書館出版品預行編目資料

痛症按摩拉筋全書：從偏頭痛、腰背痛、肩頸痠、手腕麻到低頭族症候群，114
個改善不良生活習慣造成之疼痛自療法/ 羅永武作；袁育媗譯.
-- 初版. -- 臺北市：采實文化, 民105.05　面；　公分. -- (健康樹系列；65)
ISBN 978-986-92812-7-0(平裝)

1.疼痛醫學 2.健康法

415.942   105003513

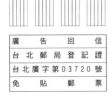

采實文化事業股份有限公司
ACME PUBLISHING

10479台北市中山區建國北路二段92號9樓
采實文化讀者服務部　收
讀者服務專線：（02）2518-5198

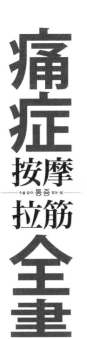

從偏頭痛、腰背痛、肩頸痠、
手腕麻到低頭族症候群，
114個改善不良生活習慣造成之疼痛自療法。

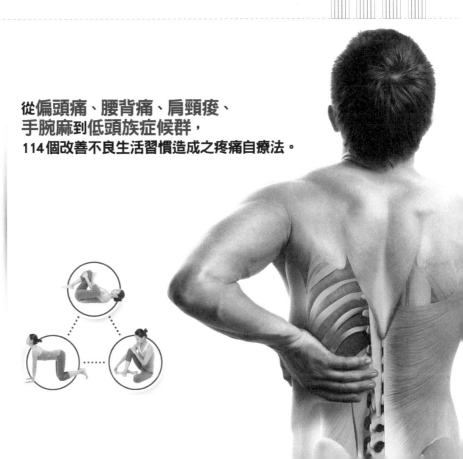

HealthTree
健 康 樹 系列專用回函

系列：健康樹065
書名：**痛症按摩拉筋全書**
　　　從偏頭痛、腰背痛、肩頸痠、手腕麻到低頭族症候群，114個改善不良生活習慣造成之疼痛自療法

讀者資料（本資料只供出版社內部建檔及寄送必要書訊使用）：

1. 姓名：

2. 性別：□男　　□女

3. 出生年月日：民國　　　　年　　　　月　　　　日（年齡：　　　　歲）

4. 教育程度：□大學以上　　□大學　　□專科　　□高中（職）　　□國中　　□國小以下（含國小）

5. 聯絡地址：

6. 聯絡電話：

7. 電子郵件信箱：

8. 是否願意收到出版物相關資料：□願意　　□不願意

購書資訊：

1. 您在哪裡購買本書？□金石堂（含金石堂網路書店）　　□誠品　　□何嘉仁　　□博客來

　　□墊腳石　　□其他：＿＿＿＿＿＿＿＿＿＿＿＿＿（請寫書店名稱）

2. 購買本書日期是？＿＿＿＿年＿＿＿＿月＿＿＿＿日

3. 您從哪裡得到這本書的相關訊息？□報紙廣告　　□雜誌　　□電視　　□廣播　　□親朋好友告知

　　□逛書店看到　　□別人送的　　□網路上看到

4. 什麼原因讓你購買本書？□喜歡作者　　□注重健康　　□被書名吸引才買的　　□封面吸引人

　　□內容好，想買回去做做看　　□其他：＿＿＿＿＿＿＿＿＿＿＿＿＿＿＿＿＿＿（請寫原因）

5. 看過書以後，您覺得本書的內容：□很好　　□普通　　□差強人意　　□應再加強　　□不夠充實

　　□很差　　□令人失望

6. 對這本書的整體包裝設計，您覺得：□都很好　　□封面吸引人，但內頁編排有待加強

　　□封面不夠吸引人，內頁編排很棒　　□封面和內頁編排都有待加強　　□封面和內頁編排都很差

寫下您對本書及出版社的建議：

1. 您最喜歡本書的特點：□圖片精美　　□實用簡單　　□包裝設計　　□內容充實

2. 您還想知道哪些健康、生活方面的訊息？
＿＿

＿＿

3. 您最喜歡本書中的哪一個單元？原因是？
＿＿

＿＿

4. 您希望我們出版哪一類生活相關書籍？
＿＿

＿＿